药理学学习指导与习题集

YAOLIXUE XUEXI ZHIDAO YU XITIJI

主 编 厉彦翔 王 卉

江苏大学出版社
JIANGSU UNIVERSITY PRESS
镇 江

图书在版编目(CIP)数据

药理学学习指导与习题集 / 厉彦翔，王卉主编. —镇江：江苏大学出版社，2018.8
ISBN 978-7-5684-0907-0

Ⅰ.①药… Ⅱ.①厉… ②王… Ⅲ.①药理学—高等职业教育—教学参考资料 Ⅳ.①R96

中国版本图书馆 CIP 数据核字(2018)第 186527 号

药理学学习指导与习题集

主　　编/厉彦翔　王　卉
责任编辑/徐　婷
出版发行/江苏大学出版社
地　　址/江苏省镇江市梦溪园巷 30 号(邮编：212003)
电　　话/0511-84446464(传真)
网　　址/http：//press.ujs.edu.cn
排　　版/镇江文苑制版印刷有限责任公司
印　　刷/虎彩印艺股份有限公司
开　　本/718 mm×1 000 mm　1/16
印　　张/12.5
字　　数/201 千字
版　　次/2018 年 8 月第 1 版　2018 年 8 月第 1 次印刷
书　　号/ISBN 978-7-5684-0907-0
定　　价/32.00 元

编委会名单

主　　编　厉彦翔　王　卉

编　　委　（按姓氏笔画排序）

刁爱芹（泰州职业技术学院）

王　卉（泰州职业技术学院）

王维忠（泰州市人民医院）

厉彦翔（泰州职业技术学院）

张光际（泰州职业技术学院）

郑　涛（泰州职业技术学院）

赵　静（泰州职业技术学院）

祝一飞（泰州职业技术学院）

姚　东（靖江市中医院）

蔡云峰（泰州市第四人民医院）

薛　军（江苏省仁济医药连锁有限公司）

前　言

《药理学学习指导与习题集》是全国高职高专教育“十三五”规划教材《药理学》(第二版)的配套教材，可供高职高专药学、药品生产技术、药品质量与安全、药品经营与管理及护理类专业学生复习时参考使用。

本学习指导的编写，深入贯彻落实职业教育教学“十三五”文件精神，依据职业教育培养目标及满足新时期医药卫生技术技能型人才需求，组织十余位专业教师及临床一线专家编写，以期更好地为职业院校药学及护理类人才培养服务。全书共36章，与教材编排对应一致，便于学生在每章的课堂学习之后，同步进行复习、自我检测学习效果。

内容的编写上，遵循职业教育课程—岗位—资格证书对接一致的原则，坚持以就业为导向、以岗位需求及资格证书为标准，习题的设置紧密结合国家执业资格考试大纲要求，努力做到学历证书与执业资格证书相对接。在结构上，每章均包括学习要求、自测习题及参考答案，以指出本章的学习要求，帮助学生对本章知识的理解和记忆。“自测习题”部分涵盖“案例解析”，通过临床案例讨论，以期训练综合应用知识指导合理用药的能力。本书可供高职高专药学及护理类专业使用，也可供药理学专业人员在教学、培训等工作中参考。

在本书编写过程中，我们借鉴和参考相关教材和辅导资料，得到了编写单位领导和教师的大力支持，在此一并表示诚挚的感谢。

由于编写时间仓促、编者水平有限，本书难免会有不妥之处，敬请各位专家和同行给予批评指正。

编　者

2018年7月

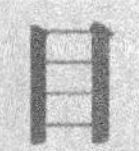
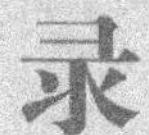

目 录

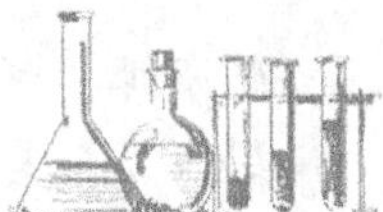

第1篇

总　论

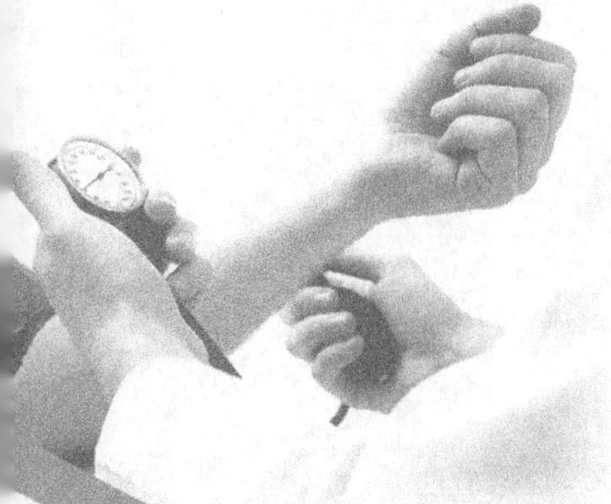

第1章 CHAPTER 1

绪 论

【学习要求】

1. 掌握药理学、药物效应动力学和药物代谢动力学的概念。
2. 了解新药开发与研究。
3. 了解药理学发展简史。

【自测习题】

一、名词解释

1. 药物
2. 药理学
3. 药物效应动力学
4. 药物代谢动力学

二、选择题

A 型题(最佳选择题)

1. 药理学是研究(　　)。

A. 药物的学科

B. 药物与机体相互作用的规律及其机制

C. 药物效应动力学

D. 药物代谢动力学

E. 药物在临床应用的学科

2. 药理学研究的对象主要是(　　)。

A. 病原微生物

B. 动物

C. 健康人

D. 患者

E. 机体

3. 药物效应动力学是研究(　　)。

A. 药物的临床疗效

B. 药物的不良反应

C. 影响药效的因素

D. 药物对机体的作用规律

E. 药物在体内的消长规律

【参考答案】

一、名词解释

1. 药物：能影响机体组织器官功能及细胞代谢活动，用于预防、治疗、诊断疾病的化学物质。

2. 药理学：研究药物与机体(包括病原体)相互作用及其规律的科学。

3. 药物效应动力学：研究药物对机体的作用、作用机制，包括药物的药理作用、临床应用、不良反应等。

4. 药物代谢动力学：研究机体对药物的作用及规律，包括药物的体内过程及药物在体内随时间变化的规律。

二、选择题

A 型题(最佳选择题)

1. B　2. E　3. D

第2章 CHAPTER 2

药物效应动力学

【学习要求】

1. 掌握药物的基本作用、作用类型、不良反应类型及特点。

2. 掌握药物作用的两重性，对因治疗、对症治疗。

3. 掌握激动剂、拮抗剂，以及治疗量、极量、效能、效价、治疗指数的概念。

4. 熟悉量反应和质反应。

5. 了解药物作用的受体学说。

【自测习题】

一、名词解释

1. 不良反应
2. 副作用
3. 毒性反应
4. 后遗效应
5. 停药反应
6. 变态反应
7. 继发反应
8. 特异质反应
9. 效价强度
10. 效能

二、选择题

A 型题(最佳选择题)

1. 下列关于药物作用的选择性，正确的是(　　)。

A. 与药物剂量无关

B. 与药物本身的化学结构有关

C. 选择性低的药物针对性强

D. 选择性高的药物副作用多

E. 选择性与组织亲和力无关

2. 下列关于药物的治疗作用,正确的是(　　)。

A. 与用药目的无关的作用

B. 主要是指可消除致病因子的作用

C. 只改善症状的作用,不是治疗作用

D. 符合用药目的的作用

E. 补充治疗不能纠正病因

3. 下列关于不良反应的叙述,不正确的是(　　)。

A. 可给患者带来不适

B. 不符合用药目的

C. 一般是可预知的

D. 停药后不能恢复

E. 副作用是不良反应的一种

4. 副作用是由于(　　)。

A. 药物剂量过大而引起的

B. 用药时间过长而引起的

C. 药物作用选择性低、作用较广而引起的

D. 过敏体质而引起的

E. 机体生化机制的异常所致

5. 副作用发生在(　　)。

A. 治疗量、少数患者

B. 低于治疗量、多数患者

C. 治疗量、多数患者

D. 低于治疗量、少数患者

E. 大剂量、长期应用患者

6. 磺胺等药物导致某些人产生溶血性贫血属于(　　)。

A. 变态反应

B. 特异质反应

C. 停药反应

D. 后遗效应

E. 快速耐受性

7. 属于质反应的药理效应指标是(　　)。

A. 心率次数

B. 死亡个数

C. 血压高低的千帕数

D. 尿量毫升数

E. 体重公斤数

8. 半数致死量(LD_{50})是指(　　)。

A. 引起50%实验动物死亡的剂量

B. 引起50%动物中毒的剂量

C. 引起50%动物产生阳性反应的剂量

D. 和50%受体结合的剂量

E. 达到50%有效血药浓度的剂量

9. 药物对动物急性毒性的关系是(　　)。

A. LD_{50}越大,越容易发生毒性反应　　B. LD_{50}越大,毒性越小

C. LD_{50}越小,越容易发生过敏反应　　D. LD_{50}越大,毒性越大

E. LD_{50}越大,越容易发生特异质反应

10. 治疗指数是(　　)。

A. LD_{50}/ED_{99}　　B. LD_5/ED_{95}

C. LD_5/ED_{99}　　D. LD_1/ED_{95}

E. LD_{50}/ED_{50}

11. 药物作用的两重性是指(　　)。

A. 既有对因治疗作用,又有对症治疗作用

B. 既有副作用,又有毒性作用

C. 既有治疗作用,又有不良反应

D. 既有局部作用,又有全身作用

E. 既有原发作用,又有继发作用

12. 下列关于受体的叙述,不正确的是(　　)。

A. 可与特异性配体结合

B. 药物与受体的复合物可产生生物效应

C. 受体与配体结合时具有结构专一性

D. 受体数目是有限的

E. 拮抗剂与受体结合无饱和性

13. β受体阻断剂与利尿药合用后降压作用大大增强,这种现象称为(　　)。

A. 敏化作用　　B. 拮抗作用

C. 协同作用　　D. 互补作用

E. 相加作用

14. 受体拮抗剂的特点是，与受体（　　）。

A. 无亲和力，无内在活性　　B. 有亲和力，有内在活性

C. 有亲和力，有较弱的内在活性　　D. 有亲和力，无内在活性

E. 无亲和力，有内在活性

15. 下列叙述正确的是（　　）。

A. 激动药既有亲和力又有内在活性

B. 激动药有内在活性，但无亲和力

C. 拮抗剂对受体亲和力弱

D. 部分激动剂与受体结合后易解离

E. 拮抗剂内在活性较弱

16. 某药的量效关系曲线平行右移，说明（　　）。

A. 作用机理改变　　B. 作用受体改变

C. 效价增加　　D. 有阻断剂存在

E. 有激动剂存在

17. 药物的非特异性作用（　　）。

A. 主要与药物作用的载体有关　　B. 与机体免疫系统有关

C. 与药物本身的理化性质有关　　D. 与药物的化学结构有关

E. 主要与药物基因有关

18. 药物的效价是指（　　）。

A. 药物达到一定效应时所需的剂量

B. 引起 50％动物阳性反应的剂量

C. 引起药理效应的最小剂量

D. 治疗量的最大极限

E. 药物的最大效应

19. 药物的内在活性是指（　　）。

A. 药物穿透生物膜的能力　　B. 药物脂溶性的强弱

C. 药物水溶性的大小　　D. 药物与受体亲和力的高低

E. 药物与受体结合后，激动受体产生效应的能力

B型题(配伍选择题)

[20～22]

A. 治疗指数　　B. 内在活性

C. 效价　　D. 安全指数

E. 亲和力

20. 评价药物安全性更可靠的指标是(　　)。

21. 评价药物作用强弱的指标是(　　)。

22. 决定药物是否与受体结合的指标是(　　)。

[23～26]

A. 变态反应　　B. 后遗效应

C. 毒性反应　　D. 特异质反应

E. 副作用

23. 应用伯氨喹引起的溶血性贫血属于(　　)。

24. 应用阿托品治疗各种内脏绞痛时引起的口干、心悸等属于(　　)。

25. 应用博来霉素引起的严重肺纤维化属于(　　)。

26. 应用巴比妥类醒后出现的眩晕、困倦属于(　　)。

[27～30]

A. 副作用　　B. 继发反应

C. 后遗反应　　D. 停药反应

E. 变态反应

27. 患者因失眠睡前服用苯巴比妥钠100 mg,第二天上午呈现宿醉现象,这属于(　　)。

28. 患者因肺炎需注射青霉素,结果皮试反应呈强阳性,这属于药物的(　　)。

29. 长期使用四环素等药物,患者发生口腔鹅口疮,这属于(　　)。

30. 与药物的治疗目的无关且难以避免的是(　　)。

[31～35]

A. 临床常用的有效剂量

B. 安全用药的最大剂量

C. 引起50%最大效应的剂量

D. 引起等效应反应的相对剂量

E. 刚能引起药理效应的剂量

31. 半数有效量是指(　　)。

32. 常用量是指(　　)。

33. 极量是指(　　)。

34. 效价强度是指(　　)。

35. 阈剂量是指(　　)。

[36～39]

A. 副作用　　B. 毒性反应

C. 治疗作用　　D. 不良反应

E. 变态反应

36. 符合用药目的,可达到防治疾病效果的作用是(　　)。

37. 与用药目的无关,且对患者不利的作用是(　　)。

38. 在治疗剂量下出现的与治疗目的无关的作用是(　　)。

39. 与剂量和药理作用无关的反应是(　　)。

[40～44]

A. 激动剂　　B. 竞争性拮抗剂

C. 部分激动剂　　D. 非竞争性拮抗剂

E. 拮抗剂

40. 使激动药与受体结合的量效曲线右移,最大反应降低的是(　　)。

41. 使激动药与受体结合的量效曲线右移,最大反应不变的是(　　)。

42. 与受体有亲和力、内在活性强的是(　　)。

43. 与受体有亲和力、内在活性弱的是(　　)。

44. 与受体有亲和力、无内在活性的是(　　)。

[45～49]

A. 量反应　　B. 停药反应

C. 副反应　　D. 变态反应

E. 质反应

45. 平滑肌舒缩反应的测定属于(　　)。

46. 反跳反应属于(　　)。

47. 过敏反应属于（　　）。

48. 硝酸甘油引起头痛属于（　　）。

49. 疗效用痊愈、显效、无效为指标表示的是（　　）。

［50～53］

A. 亲和力及内在活性都强

B. 具有一定亲和力但内在活性弱

C. 无亲和力、无内在活性

D. 有亲和力、无内在活性，与受体不可逆性结合

E. 有亲和力、无内在活性，与激动剂竞争相同受体

50. 效价高、效能强的激动剂（　　）。

51. 受体部分激动药（　　）。

52. 竞争性拮抗剂（　　）。

53. 非竞争性拮抗剂（　　）。

X型题（多项选择题）

54. 药物不良反应包括（　　）。

A. 变态反应　　B. 后遗反应

C. 继发反应　　D. 毒性反应

E. 副反应

55. 药物产生毒性反应的原因有（　　）。

A. 用药剂量过大　　B. 机体对药物过于敏感

C. 药物有抗原性　　D. 用药时间过长

E. 机体有遗传性疾病

56. 下列关于药物的基本作用和药理效应特点，正确的是（　　）。

A. 通过影响机体固有的生理、生化功能而发挥作用

B. 具有选择性

C. 具有治疗作用和不良反应两重性

D. 药理效应有兴奋和抑制两种基本类型

E. 使机体产生新的功能

57. 药物的作用机制包括（　　）。

A. 影响神经递质或激素

B. 作用于受体

C. 基因治疗

D. 改变细胞周围环境的理化性质

E. 补充机体缺乏的各种物质

【参考答案】

一、名词解释

1. 不良反应：与用药目的无关，并给患者带来不适或痛苦的反应(对机体不利的反应)。

2. 副作用：药物在治疗剂量下与治疗作用同时出现的与用药目的无关的作用。

3. 毒性反应：由于用药剂量过大、用药时间过长或机体敏感性增高引起的对机体有明显损害的反应。

4. 后遗效应：停药后血药浓度降至最小有效浓度(阈浓度)以下时残存的药理效应。

5. 停药反应：长期用药后突然停药，引起原有疾病的加剧。

6. 变态反应：已被致敏的机体对某些药物产生的一种病理性的免疫应答(变态免疫反应)。

7. 继发反应：药物发挥治疗作用所引起的不良后果，又称治疗矛盾。

8. 特异质反应：少数由于遗传因素所致的生化缺陷的患者对某些药物产生的特定反应，反应严重程度与剂量无关。

9. 效价强度：简称效价，指能引起等效反应的相对浓度或剂量，数值越小，强度越大。

10. 效能：药物所能产生的最大效应，反映药物内在活性的大小。

二、选择题

A 型题(最佳选择题)

1. B　2. D　3. D　4. C　5. C　6. B　7. B　8. A

9. B　10. E　11. C　12. E　13. C　14. D　15. A

16. D　17. C　18. A　19. E

B 型题(配伍选择题)

20. D 21. C 22. E 23. D 24. E 25. C 26. B
27. C 28. E 29. B 30. A 31. C 32. A 33. B
34. D 35. E 36. C 37. D 38. A 39. E 40. D
41. B 42. A 43. C 44. E 45. A 46. B 47. D
48. C 49. E 50. A 51. B 52. E 53. D

X 型题(多项选择题)

54. ABCDE 55. AD 56. ABCD 57. ABCDE

第3章 CHAPTER 3

药物代谢动力学

【学习要求】

1. 掌握首过效应、药酶诱导剂和药酶抑制剂、药物血浆半衰期、肠肝循环、稳态血药浓度的概念和意义。

2. 熟悉协同作用、拮抗作用、耐受性、躯体依赖性和精神依赖性的概念。

3. 熟悉被动转运的特点，了解药物血浆蛋白结合率的临床意义。

4. 熟悉药物消除动力学、表观分布容积的概念和意义。

【自测习题】

一、名词解释

1. 首过效应
2. 肠肝循环
3. 血浆半衰期
4. 稳态血药浓度
5. 生物利用度

二、选择题

A 型题(最佳选择题)

1. 决定药物起效快慢的主要因素是(　　)。

A. 生物利用度　B. 血浆蛋白结合率

C. 消除速率常数　D. 剂量

E. 吸收速度

2. 某药的半衰期为 10 h,一次给药后从体内基本消除的时间是(　　)。

A. 约 50 h
B. 约 30 h
C. 约 80 h
D. 约 20 h
E. 约 70 h

3. 下列关于药物与血浆蛋白结合的特点的叙述，正确的是( )。
A. 是不可逆的
B. 加速药物在体内的分布
C. 是疏松和可逆的
D. 促进药物排泄
E. 无饱和性和置换现象

4. 弱碱性药物( )。
A. 在酸性环境中易跨膜转运
B. 在胃中易于吸收
C. 酸化尿液时易被重吸收
D. 酸化尿液可加速其排泄
E. 碱化尿液可加速其排泄

5. 弱酸性药物在碱性尿液中( )。
A. 解离多，再吸收多，排泄慢
B. 解离多，再吸收少，排泄快
C. 解离多，再吸收多，排泄快
D. 解离少，再吸收少，排泄快
E. 解离少，再吸收多，排泄慢

6. 服用巴比妥类药物时，如果碱化尿液，则其在尿液中( )。
A. 解离度增高，重吸收减少，排泄加快
B. 解离度增高，重吸收增多，排泄减慢
C. 解离度降低，重吸收减少，排泄加快
D. 解离度降低，重吸收增多，排泄减慢
E. 排泄速度不变

7. 葡萄糖的主要转运方式( )。
A. 属于简单扩散
B. 属于被动转运
C. 属于主动转运
D. 属于滤过
E. 需要特殊的载体

8. 药物与血浆蛋白结合后，药物( )。
A. 作用增强
B. 代谢加快
C. 转运加快
D. 排泄加快
E. 暂时失去药理活性

9. 评价药物吸收程度的药动学参数是( )。

A. 药-时曲线下面积
B. 清除率
C. 消除半衰期
D. 药峰浓度
E. 表观分布容积

10. 大多数药物通过生物膜的转运方式是（　　）。

A. 主动转运
B. 被动转运
C. 易化扩散
D. 滤过
E. 经离子通道

11. 下列关于一级动力学的特点的叙述，不正确的是（　　）。

A. 血中药物转运或消除速率与血中药物浓度成正比
B. 药物半衰期与血药浓度无关，是恒定值
C. 常称为恒比消除
D. 绝大多数药物都按一级动力学消除
E. 少部分药物按一级动力学消除

12. 下列有关药物血浆半衰期的认识，不正确的是（　　）。

A. 血浆半衰期是血浆药物浓度下降一半的时间
B. 血浆半衰期的大小能反映体内药量的消除速度
C. 一次给药后，经过 5 个 $t_{1/2}$ 体内药量已基本消除
D. 可依据 $t_{1/2}$ 大小调节或决定给药的间隔时间
E. 一级代谢动力学血浆药物半衰期与原血药浓度有关

13. 药物的安全指数是指（　　）。

A. ED_{50}/LD_{50}
B. LD_{5}/ED_{95}
C. ED_{5}/LD_{95}
D. LD_{50}/ED_{50}
E. LD_{95}/ED_{50}

B 型题（配伍选择题）

[14～16]

A. 简单扩散
B. 主动转运
C. 首过消除
D. 肠肝循环
E. 易化扩散

14. 药物分子依靠其在生物膜两侧形成的浓度梯度的转运过程称为（　　）。

15. 药物经胃肠道吸收在进入体循环之前代谢灭活，进入体循环的药量减少称为(　　)。

16. 药物随胆汁排入十二指肠可经小肠被重吸收称为(　　)。

[17～21]

A. C_{max}　　B. T_{max}　　C. AUC　　D. $t_{1/2}$

E. C_{ss}

17. 半衰期是(　　)。

18. 达峰时间是(　　)。

19. 曲线下面积是(　　)。

20. 峰值浓度是(　　)。

21. 血药稳态浓度是(　　)。

[22～24]

A. pD_2　　B. pA_2　　C. C_{max}　　D. α

E. T_{max}

22. 反映竞争性拮抗药对其受体激动药的拮抗强度是(　　)。

23. 反映激动药与受体的亲和力大小的是(　　)。

24. 反映药物内在活性的大小的是(　　)。

[25～29]

A. 药物的吸收　　B. 药物的分布

C. 药物的生物转化　　D. 药物的排泄

E. 药物的消除

25. 包括药物的生物转化与排泄的是(　　)。

26. 药物及其代谢物自血液排出体外的过程是(　　)。

27. 药物在体内转化或代谢的过程是(　　)。

28. 药物从给药部位转运进入血液循环的过程是(　　)。

29. 吸收入血的药物随药物循环转运到各组织器官的过程是(　　)。

X 型题(多项选择题)

30. 影响药物分布的因素有(　　)。

A. 药物理化性质　　B. 体液 pH

C. 血脑屏障　　D. 胎盘屏障

E. 血浆蛋白结合率

31. 与药物的消除速率有关的因素包括(　　)。

A. 药物的表观分布容积

B. 药物的半衰期

C. 药物的生物利用度

D. 药物与组织的亲和力

E. 药物

32. 评价药物安全性的指标包括(　　)。

A. LD_{50}

B. ED_{50}

C. LD_{50}/ED_{50}

D. $TD_5 \sim ED_{95}$间的距离

E. $LD_{50} \sim ED_{50}$间的距离

33. 大多数药物经代谢转化使(　　)。

A. 极性增加

B. 极性减小

C. 药理活性减弱或消失

D. 药理活性增强

E. 药理活性基本不变

34. 舌下给药的特点是(　　)。

A. 吸收快

B. 可避免胃酸破坏

C. 吸收后首先随血流进入肝脏

D. 吸收极慢

E. 可避免首关效应

35. 具有肝药酶诱导作用的药物是(　　)。

A. 苯巴比妥

B. 卡马西平

C. 丙戊酸钠

D. 苯妥英钠

E. 乙琥胺

36. 下列对消除半衰期的认识,正确的是(　　)。

A. 药物的血浆浓度下降一半所需的时间

B. 药物的组织浓度下降一半所需的时间

C. 临床上常用消除半衰期来反映药物消除的快慢

D. 反映机体肝、肾的代谢和排泄状况

E. 一次给药后,经过 5 个半衰期体内药物已基本消除

37. 下列关于药物在体内转化的叙述,正确的是(　　)。

A. 生物转化是药物消除的主要方式之一

B. 主要的氧化酶是细胞色素 P450 酶

C. P450 酶对底物具有高度的选择性

D. 有些药物可抑制肝药酶的活性

E. P450 酶的活性个体差异较大

【参考答案】

一、名词解释

1. 首过效应：指从胃肠道吸收入门静脉系统的药物在到达全身血循环前必先通过肝脏，一部分药物被肝代谢，使药物进入体循环的有效量减少的作用。

2. 肠肝循环：被分泌到胆汁内的药物及其代谢产物经胆道及胆总管进入肠腔，可再经小肠上皮细胞重吸收，经肝后又进入血液循环。

3. 血浆半衰期：血液中药物浓度下降一半所需的时间。

4. 稳态血药浓度：多次间歇给药时，体内药物总量随不断给药而逐步增多，经 5 个 $t_{1/2}$后，此时体内消除的药物量和进入体内的药物量相等，体内药物总量不断增加而达到稳定状态，此时的血浆药物浓度称为稳态血药浓度。

5. 生物利用度：药物经过吸收并经首过消除后进入体循环的相对分量和速率，对该药物产生的效应有重要的意义。

二、选择题

A 型题(最佳选择题)

1. E　2. A　3. C　4. D　5. B　6. A　7. E

8. E　9. A　10. B　11. E　12. E　13. B

B 型题(配伍选择题)

14. A　15. C　16. D　17. D　18. B　19. C　20. A　21. E

22. B　23. A　24. D　25. E　26. D　27. C　28. A　29. B

X 型题(多项选择题)

30. ABCDE　31. ADE　32. CD　33. AC　34. ABE

35. ABD　36. ACDE　37. ABDE

第4章 CHAPTER 4
影响药物作用的因素

【学习要求】

1. 掌握生理因素、心理因素、遗传因素、个体差异、病理因素对药物作用的影响。

2. 熟悉药物的结构、剂量、剂型对药物作用的影响。

3. 了解给药的途径、时间和次数对药物作用的影响。

【自测习题】

选择题

A 型题(最佳选择题)

1. 连续用药较长时间,药效逐渐减弱,需加大剂量才能出现药效的现象称为(　　)。

A. 耐药性　　B. 耐受性
C. 成瘾性　　D. 习惯性
E. 快速耐受性

2. 反复使用某种抗生素,细菌可产生(　　)。

A. 生理依赖性　　B. 首剂现象
C. 耐药性　　D. 耐受性
E. 致敏性

3. 反复使用麻黄碱会产生(　　)。

A. 生理依赖性　　B. 首剂现象

C. 耐药性

D. 耐受性

E. 致敏性

X 型题(多项选择题)

4. 影响药物效应的因素包括(　　)。

A. 年龄和性别

B. 体重

C. 给药时间

D. 病理状态

E. 给药剂量

【参考答案】

选择题

A 型题(最佳选择题)

1. B　2. C　3. D

X 型题(多项选择题)

4. ABCDE

第 2 篇

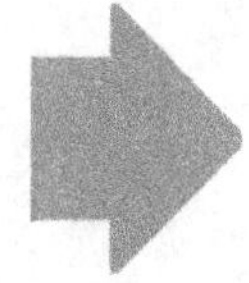

传出神经系统药物

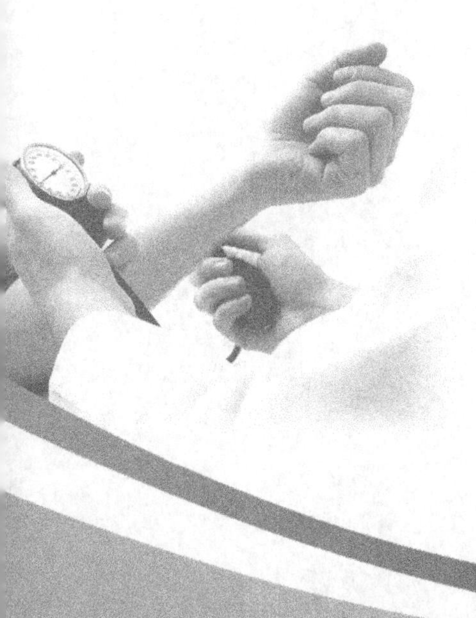

第5章 CHAPTER 5

传出神经系统药理概论

【学习要求】

1. 熟悉传出神经系统的递质分类、受体类型、分布及效应。

2. 熟悉传出神经系统药物的分类。

3. 了解传出神经系统药物的基本作用方式，传出神经系统递质的合成与代谢。

【自测习题】

选择题

A 型题（最佳选择题）

1. 属于去甲肾上腺素能神经的是（　　）。

A. 运动神经

B. 绝大部分交感神经的节后纤维

C. 绝大部分副交感神经的节后纤维

D. 交感神经节前纤维

E. 副交感神经的节前纤维

2. 分布在运动神经终板膜上的受体是（　　）。

A. α受体　　B. β受体

C. M受体　　D. N_1受体

E. N_2受体

3. 下列选项中不属于β受体兴奋效应的是（　　）。

A. 支气管扩张　　B. 血管扩张

C. 心脏兴奋　　D. 瞳孔扩大

E. 肾素分泌

4. 下列有关β受体效应的描述,正确的是(　　)。

A. 心肌收缩加强与支气管扩张均属 β_1 效应

B. 心肌收缩加强与支气管扩张均属 β_2 效应

C. 心肌收缩加强与血管扩张均属 β_1 效应

D. 心肌收缩加强与血管扩张均属 β_2 效应

E. 血管与支气管扩张均属 β_2 效应

5. 肾上腺素受体分布的范围中,错误的是(　　)。

A. 腹腔内脏血管分布 α_1 受体,占主导地位

B. 心脏冠脉分布 α_1 受体,占主导地位

C. 肾脏血管分布 α_1 受体,占主导地位

D. 骨骼肌血管分布 β_2 受体,占主导地位

E. 皮肤黏膜血管 α_1 受体,占主导

6. 对 β_1 受体激动作用强于 β_2 受体的药物是(　　)。

A. 肾上腺素　　B. 多巴酚丁胺

C. 沙丁胺醇　　D. 可乐定

E. 麻黄碱

B 型题(配伍选择题)

[7～10]

A. α 受体　　B. β_1 受体

C. β_2 受体　　D. N_2 受体

E. N_1 受体

7. 心肌上的肾上腺素受体主要是(　　)。

8. 植物神经节上的受体主要是(　　)。

9. 骨骼肌运动终板上的受体是(　　)。

10. 支气管平滑肌上的肾上腺素受体主要是(　　)。

[11～14]

A. M_1 受体　　B. M_2 受体

C. M_3受体　　D. N_M受体

E. N_N受体

11. 自主神经节细胞膜上的主要受体是(　　)。

12. 骨骼肌细胞膜上的受体是(　　)。

13. 平滑肌细胞膜上的胆碱受体是(　　)。

14. 分布于心脏的胆碱受体是(　　)。

[15～17]

A. α受体激动药　　B. β受体激动药

C. α、β受体激动药　　D. M受体激动药

E. N受体激动药

15. 毛果芸香碱是(　　)。

16. 肾上腺素是(　　)。

17. 异丙肾上腺素是(　　)。

[18～19]

A. 肾上腺素　　B. 去甲肾上腺素

C. 多巴胺　　D. 5-羟色胺

E. 乙酰胆碱

18. 节后胆碱能神经兴奋时,其末梢释放的递质是(　　)。

19. 节后肾上腺素能神经兴奋时,其末梢释放的递质主要是(　　)。

X型题(多项选择题)

20. 去甲肾上腺素能神经兴奋可引起(　　)。

A. 心肌收缩力增强　　B. 瞳孔扩大肌收缩(扩瞳)

C. 脂肪、糖原分解　　D. 支气管舒张

E. 皮肤黏膜血管收缩

21. 胆碱能神经兴奋可引起(　　)。

A. 心肌收缩力减弱　　B. 瞳孔括约肌收缩

C. 腺体分泌增多　　D. 骨骼肌收缩

E. 支气管胃肠道平滑肌收缩

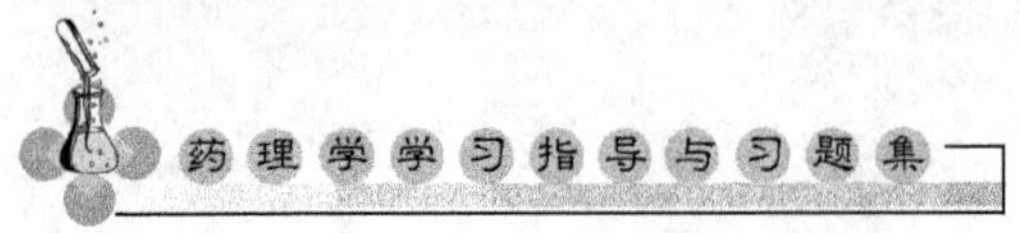

【参考答案】

选择题

A 型题(最佳选择题)

1. B　2. E　3. D　4. E　5. B　6. B

B 型题(配伍选择题)

7. B　8. E　9. D　10. C　11. E　12. D　13. C

14. B　15. D　16. C　17. B　18. E　19. B

X 型题(多项选择题)

20. ABCDE　21. ABCDE

第6章 CHAPTER 6

拟胆碱药

【学习要求】

1. 掌握毛果芸香碱和新斯的明的药理作用、临床应用及不良反应。
2. 熟悉有机磷酸酯类药物的中毒机制、中毒表现和中毒解救。

【自测习题】

一、选择题

A 型题(最佳选择题)

1. 有降低眼内压作用的药物是(　　)。

A. 肾上腺素　　B. 琥珀胆碱
C. 阿托品　　D. 毛果芸香碱
E. 丙胺太林

2. 治疗重症肌无力宜选用(　　)。

A. 毒扁豆碱　　B. 毛果芸香碱
C. 新斯的明　　D. 东莨菪碱
E. 阿托品

3. 碘解磷定(　　)。

A. 可以多种途径给药
B. 不良反应比氯磷定少
C. 可以与胆碱受体结合
D. 可以直接对抗体内聚集的乙酰胆碱的作用

E. 与磷酰化胆碱酯酶结合后，才能使酶活性恢复

4. 重度有机磷酸酯类中毒的解救宜选用（　　）。

A. 阿托品
B. 胆碱酯酶复活药
C. 足量阿托品＋胆碱酯酶复活药
D. 阿托品＋新斯的明
E. 毛果芸香碱＋新斯的明

5. 毛果芸香碱滴眼后会产生的症状是（　　）。

A. 缩瞳、降眼压，调节痉挛
B. 扩瞳、升眼压，调节麻痹
C. 缩瞳、升眼压，调节痉挛
D. 扩瞳、降眼压，调节痉挛
E. 缩瞳、升眼压，调节麻痹

6. 下列有关毛果芸香碱的叙述，错误的是（　　）。

A. 能直接激动 M 受体，产生 M 样作用
B. 可使汗腺和唾液腺的分泌明显增加
C. 可使眼内压升高
D. 可用于治疗青光眼
E. 常用制剂为 1％滴眼液

7. 有机磷农药中毒的主要死亡原因是（　　）。

A. 血压下降，休克
B. 心力衰竭
C. 呼吸中枢麻痹
D. 中枢兴奋，惊厥
E. 肾功能衰竭

8. M 受体兴奋时（　　）。

A. 眼瞳孔括约肌收缩
B. 眼睫状肌松弛
C. 眼瞳孔辐射肌收缩
D. 眼睑肌肉收缩
E. 眼结膜血管收缩

9. 新斯的明最强的作用是（　　）。

A. 兴奋胃肠道平滑肌
B. 兴奋膀胱平滑肌
C. 兴奋骨骼肌
D. 缩小瞳孔
E. 增加腺体分泌

10. 新斯的明在临床使用中不用于（　　）。

A. 手术后尿潴留
B. 琥珀胆碱过量中毒
C. 阵发性室上性心动过速
D. 手术后腹气胀

E. 重症肌无力

11. 有支气管哮喘及机械性肠梗阻的患者应禁用(　　)。

A. 阿托品　　B. 新斯的明

C. 山莨菪碱　　D. 东莨菪碱

E. 后马托品

12. 麻醉前为了抑制腺体分泌,保持呼吸道通畅,可选用(　　)。

A. 毛果芸香碱　　B. 新斯的明

C. 阿托品　　D. 毒扁豆碱

E. 琥珀胆碱

13. 新斯的明主要属于(　　)。

A. M受体激动药　　B. N_2受体激动药

C. N_1受体激动药　　D. 胆碱酯酶抑制剂

E. 胆碱酯酶复活剂

B型题(配伍选择题)

[14～16]

A. 眼内压下降

B. 休克

C. 重症肌无力患者肌张力增加

D. 流涎、震颤和肌肉强直症状缓解

E. 肌肉松弛

14. 毛果芸香碱可引起(　　)。

15. 琥珀胆碱可引起(　　)。

16. 新斯的明可引起(　　)。

[17～19]

A. 碘解磷定　　B. 毛果芸香碱

C. 新斯的明　　D. 筒箭毒碱

E. 酚妥拉明

17. 可治疗重症肌无力的是(　　)。

18. 可治疗青光眼的是(　　)。

19. 可治疗有机磷酸酯类中毒的是(　　)。

X 型题(多项选择题)

20. 阿托品用于解救有机磷酸酯类农药中毒时,下列说法正确的是( )。

A. 必须足量、反复使用,必要时使患者达到“阿托品”化

B. 只在严重中毒时才使用

C. 单独使用无效

D. 能迅速制止骨骼肌震颤

E. 合用氯磷定时,应调整阿托品的剂量

21. 有机磷中毒时,可引起( )。

A. 流泪、流涎

B. 缩瞳,视力模糊

C. 肌肉震颤

D. 支气管松弛

E. 大小便失禁

22. 有机磷农药中毒的表现包括( )。

A. 轻度中毒的表现以 M 样作用为主

B. 中度中毒的表现为 M、N 样作用

C. 重度中毒的表现有 M、N 样作用兼中枢神经系统症状

D. 重度中毒则表现为中枢作用

E. 中毒死亡原因常为呼吸中枢麻痹

23. M 胆碱受体激动药的作用包括( )。

A. 减慢心率

B. 舒张血管

C. 腺体分泌增加

D. 瞳孔缩小

E. 胃肠平滑肌收缩

24. 可逆性胆碱酯酶抑制药是( )。

A. 新斯的明

B. 吡斯的明

C. 安贝氯胺

D. 毒扁豆碱

E. 加兰他敏

25. 毛果芸香碱主要用于治疗( )。

A. 青光眼

B. 重症肌无力

C. 术后腹气胀

D. 虹膜炎

E. 缓慢型心律失常

二、简答题

1. 简述毛果芸香碱的药理作用和临床应用。

2. 简述新斯的明的临床应用。

三、案例分析题

患者杨某，女，48岁。主诉两眼发胀，视物模糊2年，经检查两眼无明显红肿，角膜稍有润性水肿，右眼瞳孔较大，对光反应迟钝，玻璃体混浊，眼底呈豹纹状，静脉迂曲怒张，血管呈屈膝状，左眼瞳孔较小，反应迟钝，难以见到眼底。视力右眼0.3，左眼0.2，眼压右眼38 mmHg，左眼52 mmHg。临床诊断为慢性单纯性青光眼。

针对此患者临床治疗原则是什么？临床可选用什么药物？

【参考答案】

一、选择题

A型题(最佳选择题)

1. D　2. C　3. E　4. C　5. A　6. C　7. C

8. A　9. C　10. B　11. B　12. C　13. D

B型题(配伍选择题)

14. A　15. E　16. C　17. C　18. B　19. A

X型题(多项选择题)

20. AE　21. ABCE　22. ABCE　23. ABCDE

24. ABCDE　25. AD

二、简答题

1. 简述毛果芸香碱的药理作用和临床应用。

【药理作用】

(1) 对腺体作用：增加腺体分泌，以汗腺和唾液腺分泌最为明显。

(2) 对眼睛的作用：

① 缩瞳。激动瞳孔虹膜括约肌上的M受体，使虹膜括约肌收缩，瞳孔缩小。

② 降低眼内压。虹膜拉向中央，虹膜根部变薄，前房间隙扩大，房水流通。

③ 调节痉挛。视近物清楚，视远物模糊。

【临床应用】

(1) 青光眼：2%毛果芸香碱治疗闭角型青光眼。

(2) 虹膜睫状体炎：与扩瞳药交替使用，防止虹膜与晶状体粘连。

(3) 解救M受体拮抗药中毒：用于M受体拮抗药(如阿托品)的中毒解救。

2. 简述新斯的明的临床应用。

(1) 重症肌无力：兴奋骨骼肌，改善肌无力症状。

(2) 腹气胀和尿潴留：增强胃肠平滑肌和膀胱逼尿肌的张力，促进排尿和排便。

(3) 阵发性室上性心动过速：减慢心率。

(4) 肌松药中毒的解救：适用于非去极化型肌松药过量中毒的解救。

三、案例分析题

青光眼治疗的方法是降低或控制眼压，促使房水排出。因此，根据青光眼的病因机制，可选择药物或手术治疗。一般原发性开角型青光眼首选药物治疗，如毛果芸香碱，其通过引起睫状肌收缩，以增加房水外流。治疗急性闭角型青光眼的药物主要为缩瞳剂、碳酸酐酶抑制剂和高渗透剂。

如果药物治疗无效或效果不满意，可采用激光或手术治疗。原发性闭角型青光眼早期首选激光治疗，但激光前后仍需使用药物辅助控制眼压。

第7章 CHAPTER 7

抗胆碱药

【学习要求】

1. 掌握阿托品的作用、临床应用和不良反应。
2. 熟悉山莨菪碱、东莨菪碱和琥珀胆碱的作用、应用、不良反应。

【自测习题】

一、选择题

A 型题(最佳选择题)

1. 阿托品用于全身麻醉前给药的主要目的是(　　)。

A. 防止休克　　B. 解除胃肠道痉挛
C. 抑制呼吸道腺体分泌　　D. 抑制排便、排尿
E. 防止心律失常

2. 具有中枢抑制作用的 M 胆碱受体阻断药是(　　)。

A. 阿托品　　B. 东莨菪碱
C. 山莨菪碱　　D. 哌仑西平
E. 后马托品

3. 治疗胆绞痛宜首选(　　)。

A. 阿托品　　B. 哌替啶
C. 阿司匹林　　D. 东莨菪碱
E. 阿托品＋哌替啶

4. 下列有关阿托品药理作用的叙述,错误的是(　　)。

A. 抑制腺体分泌
B. 扩张血管改善微循环
C. 中枢抑制作用
D. 松弛内脏平滑肌
E. 升高眼内压,调节麻痹

5. 东莨菪碱与阿托品的作用相比较,前者最显著的差异是(　　)。
A. 抑制腺体分泌
B. 松弛胃肠平滑肌
C. 松弛支气管平滑肌
D. 中枢抑制作用
E. 扩瞳、升高眼压

6. 与阿托品M受体阻断作用无关的是(　　)。
A. 松弛平滑肌
B. 抑制腺体分泌
C. 心率加快
D. 胃肠括约肌收缩
E. 解除小血管痉挛

7. 与阿托品比较,东莨菪碱的特点是(　　)。
A. 中枢镇静作用较强
B. 对有机磷中毒解救作用强
C. 对眼睛作用强
D. 对胃肠道平滑肌作用强
E. 对心脏作用强

8. 阿托品用药过量急性中毒时,可用(　　)治疗。
A. 山莨菪碱
B. 毛果芸香碱
C. 东莨菪碱
D. 氯解磷定
E. 去甲肾上腺素

9. 阿托品可用于(　　)。
A. 心房纤颤
B. 室性心动过速
C. 房性心动过速
D. 窦性心动过缓
E. 窦性心动过速

10. 阿托品对眼睛的作用是(　　)。
A. 散瞳、升高眼内压和调节麻痹
B. 散瞳、降低眼内压和调节麻痹
C. 散瞳、升高眼内压和调节痉挛
D. 缩瞳、降低眼内压和调节痉挛
E. 缩瞳、升高眼内压和调节痉挛

11. 阿托品的不良反应是(　　)。

A. 乏力　　B. 瞳孔缩小

C. 心动过缓　　D. 泌汗减少，夏日易中暑

E. 呕吐

12. 下列关于山莨菪碱的介绍，不正确的是（　　）。

A. 不易透过血脑屏障，中枢作用弱

B. 能改善微循环

C. 抑制腺体分泌和散瞳作用比阿托品弱

D. 治疗安全范围比阿托品大

E. 不产生心动过速、口干等副作用

13. M受体阻断药不会引起（　　）。

A. 抑制汗腺和唾液腺　　B. 尿潴留

C. 散瞳与调节麻痹　　D. 胃液分泌全面抑制

E. 多有中枢神经系统抑制或兴奋作用

14. 东莨菪碱不能用于（　　）。

A. 麻醉前给药　　B. 晕动病

C. 青光眼　　D. 帕金森病

E. 感染中毒性休克

15. 治疗量的阿托品能引起（　　）。

A. 胃肠平滑肌松弛　　B. 腺体分泌增加

C. 瞳孔散大，眼内压降低　　D. 心率减慢

E. 中枢抑制

16. 抗缓慢型心律失常的常用药物是（　　）。

A. 肾上腺素　　B. 去甲肾上腺素

C. 阿托品　　D. 麻黄碱

E. 异丙肾上腺素

B型题（配伍选择题）

[17～20]

A. 东莨菪碱　　B. 山莨菪碱

C. 阿托品　　D. 哌仑西平

E. 后马托品

17. 儿童配光验镜时最好选用(　　)。
18. 常用于感染性休克的药物是(　　)。
19. 治疗晕动病可选(　　)。
20. 选择性 M_1 胆碱受体阻断药是(　　)。
[21～24]
A. 东莨菪碱　　B. 哌仑西平
C. 654-2　　D. 后马托品
E. 阿托品
21. 眼科一般检查可选(　　)。
22. 晕动症宜选(　　)。
23. 缓慢型心律失常可选(　　)。
24. 胃及十二指肠溃疡可用(　　)。
[25～28]
A. 毛果芸香碱　　B. 阿托品
C. 新斯的明　　D. 碘解磷定
E. 有机磷酸酯类
25. 过量可产生胆碱能危象的药物是(　　)。
26. 具有缩瞳、降低眼压、调节痉挛的药物是(　　)。
27. 可恢复胆碱酯酶活性的药物是(　　)。
28. 属于难逆性抗胆碱酯酶药的是(　　)。
X 型题(多项选择题)
29. 阿托品可(　　)。
A. 引起骨骼肌松弛　　B. 引起内脏平滑肌松弛
C. 治疗青光眼　　D. 治疗室上性心动过速
E. 抑制汗腺分泌
30. 阿托品在临床上的应用有(　　)。
A. 解除快速型心律失常　　B. 解除胃肠道平滑肌痉挛
C. 麻醉前给药　　D. 解除有机磷酸酯农药中毒
E. 房室传导阻滞
31. 琥珀胆碱的特性是(　　)。

A. 起效快，持续时间短
B. 与抗胆碱酯酶药有加强作用
C. 可使血钾升高
D. 属去极化型肌松药
E. 对清醒患者禁用

32. 东莨菪碱主要用于（　　）。
A. 麻醉前给药
B. 治疗震颤麻痹
C. 抗晕动病
D. 胃及十二指肠溃疡
E. 青光眼治疗

33. 阿托品可用于（　　）。
A. 减少全麻时的腺体分泌
B. 全麻时的骨骼肌松弛
C. 有机磷中毒抢救
D. 感染性休克伴高热
E. 虹膜睫状体炎

34. 阿托品的药理作用包括（　　）。
A. 升高眼内压
B. 减少腺体分泌
C. 缩瞳
D. 收缩血管
E. 松弛平滑肌

二、简答题

简述阿托品的临床应用。

三、案例分析题

患者，男，5岁，因高烧、腹泻、四肢抽动急诊入院。

查体：T：39.5 ℃；R：30 次/min；P：110 次/min；BP：80/50 mmHg。心律齐，未闻及杂音，腹软，肝脾未及，面色及皮肤苍黄，口唇及指甲轻度紫绀。

诊断：中毒性痢疾（休克早期）。

问题：

1. 对上述患儿的抢救治疗可选用本章学过的哪些药物抗休克？为什么？

2. 可选用的药物中哪些药更安全可靠？原因是什么？

3. 用药护理时必须注意哪些问题？

【参考答案】

一、选择题

A 型题(最佳选择题)

1. C　2. B　3. E　4. C　5. D　6. D　7. A　8. B

9. D　10. A　11. D　12. E　13. D　14. C　15. A　16. C

B 型题(配伍选择题)

17. C　18. B　19. A　20. D　21. D　22. A　23. E

24. B　25. C　26. A　27. D　28. E

X 型题(多项选择题)

29. BE　30. BCDE　31. ABCDE　32. ABC　33. ACE　34. ABE

二、简答题

简述阿托品的临床应用。

(1) 解除平滑肌痉挛：各种内脏绞痛。

(2) 眼科局部应用：虹膜睫状体炎、检查眼底、验光配眼镜。

(3) 麻醉前给药：用于麻醉前给药,抑制腺体分泌、治疗严重盗汗和流涎症。

(4) 抗心律失常：迷走神经过度兴奋所致缓慢型心律失常和继发于窦房结功能低下而出现的室性异位节律。

(5) 抗休克：大剂量可治疗严重感染所致中毒性休克,能解除小血管痉挛,改善微循环。

(6) 解救有机磷酸酯类中毒。

三、案例分析题

1. 本章的抗休克药物主要有阿托品、山莨菪碱等。这两种药都能扩张血管,改善微循环,均能对抗感染中毒性休克。

2. 山莨菪碱更安全可靠,因其选择性相对较高,副作用较少;且不易透过血脑屏障,无阿托品的中枢毒性反应。

3. 在应用中采用大剂量静滴,须事先补充血容量,高热需退热后才可使用,孕妇和哺乳期妇女慎用,青光眼和前列腺肥大者禁用,老年人、心动过速、心肌梗死患者慎用。

第8章 CHAPTER 8

拟肾上腺素药

【学习要求】

1. 掌握去甲肾上腺素、肾上腺素、多巴胺、异丙肾上腺素的作用、临床应用和不良反应。

2. 熟悉麻黄碱、间羟胺的作用、特点和临床应用。

3. 掌握去甲肾上腺素、肾上腺素、多巴胺、异丙肾上腺素的用药注意事项。

4. 熟悉麻黄碱、间羟胺的用药注意事项。

【自测习题】

一、选择题

A 型题(最佳选择题)

1. 肾上腺素与局麻药合用于局麻的目的是(　　)。

A. 使局部血管收缩而止血　　B. 防止过敏性休克

C. 延长局麻作用时间,减少吸收中毒　　D. 防止低血压的发生

E. 防止心律失常

2. 多巴胺使肾和肠系膜的血管舒张是由于(　　)。

A. 兴奋β受体　　B. 直接作用于血管平滑肌

C. 选择性兴奋多巴胺受体　　D. 选择性阻断α受体

E. 促组胺释放

3. 用于鼻黏膜充血水肿的首选药是(　　)。

A. 去甲肾上腺素
B. 异丙肾上腺素
C. 肾上腺素
D. 麻黄碱
E. 多巴胺

4. 肾上腺素的升压作用可被(　　)翻转。
A. M受体阻断药
B. N受体阻断药
C. β受体阻断药
D. α受体阻断药
E. H受体阻断药

5. 对α受体和β受体均有强大的激动作用的是(　　)。
A. 去甲肾上腺素
B. 多巴胺
C. 可乐定
D. 肾上腺素
E. 多巴酚丁胺

6. 对α受体几乎无作用的是(　　)。
A. 去甲肾上腺素
B. 可乐定
C. 左旋多巴
D. 肾上腺素
E. 异丙肾上腺素

7. 下列受体与其激动剂搭配正确的是(　　)。
A. α受体—肾上腺素
B. β受体—可乐定
C. M受体—琥珀胆碱
D. N受体—毛果芸香碱
E. α_1受体—异丙肾上腺素

8. 应用酚妥拉明后再用肾上腺素,其血压变化是(　　)。
A. 先升高后降低
B. 先降低后升高
C. 血压升高
D. 血压降低
E. 血压无变化

9. 去甲肾上腺素减慢心率是由于(　　)。
A. 降低外周阻力
B. 抑制心脏传导
C. 直接的负性频率作用
D. 抑制心血管中枢的调节
E. 血压升高引起的继发性效应

10. 易造成皮下组织坏死的药物是(　　)。
A. 多巴胺
B. 肾上腺素
C. 异丙肾上腺素
D. 去甲肾上腺素

E. 麻黄碱

11. 滴鼻给药，治疗鼻塞的药物是(　　)。

A. 去甲肾上腺素　　B. 异丙肾上腺素

C. 麻黄碱　　D. 多巴胺

E. 多巴酚丁胺

12. 能引起心率加快、收缩压上升、舒张压下降的药物是(　　)。

A. 去氧肾上腺素　　B. 酚妥拉明

C. 肾上腺素　　D. 去甲肾上腺素

E. 普萘洛尔

13. 肾上腺素升压作用可被(　　)翻转。

A. 普萘洛尔　　B. 阿托品

C. 乙酰胆碱　　D. 新斯的明

E. 酚苄明

14. 去甲肾上腺素的常用给药方法是(　　)。

A. 口服　　B. 皮下注射

C. 静脉滴注　　D. 静脉注射

E. 肌内注射

15. 异丙肾上腺素的药理作用是(　　)。

A. 收缩瞳孔　　B. 减慢心脏传导

C. 松弛支气管平滑肌　　D. 升高舒张压

E. 增加糖原合成

16. 治疗过敏性休克的首选药物之一是(　　)。

A. 异丙肾上腺素　　B. 肾上腺素

C. 去甲肾上腺素　　D. 阿托品

E. 酚妥拉明

B型题(配伍选择题)

[17～19]

A. 去甲肾上腺素　　B. 肾上腺素

C. 异丙肾上腺素　　D. 酚妥拉明

E. 普萘洛尔

17. 主要激动α受体的药物是(　　)。

18. 激动β受体的药物是(　　)。

19. 能激动α、β受体的药物是(　　)。

[20～21]

A. 去甲肾上腺素　　B. 多巴胺

C. 麻黄碱　　D. 肾上腺素

E. 可乐定

20. 与利尿药合用治疗急性肾功能衰竭的药物是(　　)。

21. 治疗上消化道出血应选用的药物是(　　)。

[22～25]

A. 毛果芸香碱　　B. 阿托品

C. 新斯的明　　D. 有机磷酸酯类

E. 琥珀胆碱

22. 直接兴奋M受体的药物是(　　)。

23. 可逆性抑制AChE的药物是(　　)。

24. 难逆性抑制AChE的药物是(　　)。

25. 直接阻断M受体的药物是(　　)。

X型题(多项选择题)

26. 肾上腺素的药理作用包括(　　)。

A. 心率加快　　B. 骨骼肌血管血流增加

C. 收缩压下降　　D. 促进糖原合成

E. 扩张支气管

27. 多巴胺的药理作用和应用特点有(　　)。

A. 兴奋β_1受体,使心输出量增加

B. 小剂量兴奋DA受体,使肾血管扩张,肾血流量增加

C. 兴奋α受体,使皮肤黏膜血管收缩

D. 直接抑制肾小管对Na^+重吸收,排钠利尿

E. 临床上用于各种休克

28. 肾上腺素、去甲肾上腺素、异丙肾上腺素具有的共同作用是(　　)。

A. 收缩外周血管　　B. 扩张冠状动脉

C. 增加心肌收缩力　　D. 升高收缩压

E. 外周阻力升高

29. 属内源性的拟肾上腺素药有(　　)。

A. 去甲肾上腺素　　B. 多巴胺

C. 麻黄碱　　D. 肾上腺素

E. 异丙肾上腺素

30. 下列关于去甲肾上腺素的描述，正确的是(　　)。

A. 主要兴奋α受体

B. 是去甲肾上腺素能神经释放的递质

C. 血管收缩，血压上升

D. 在整体情况下出现心率减慢

E. 引起冠状动脉收缩

31. 肾上腺素可激动的受体是(　　)。

A. α受体　　B. M受体

C. β受体　　D. N受体

E. DA受体

32. 小剂量肾上腺素对血管的作用是(　　)。

A. 皮肤黏膜的血管明显收缩　　B. 腹腔内脏血管收缩

C. 骨骼肌血管、冠状血管扩张　　D. 骨骼肌血管、冠状血管收缩

E. 腹腔内脏血管扩张

二、简答题

1. 简述肾上腺素的临床应用。

2. 简述去甲肾上腺素的临床应用。

3. 简述异丙肾上腺素的药理作用和临床应用。

三、案例分析题

肾上腺素为α受体和β受体的兴奋药，一位支气管平滑肌痉挛伴支气管黏膜水肿的哮喘患者皮下注射后症状很快消失。

问题：

1. 该患者使用肾上腺素后为什么能消除支气管症状？

2. 该患者用药后还可出现哪些症状？

【参考答案】

一、选择题

A 型题(最佳选择题)

1. C 2. C 3. D 4. D 5. D 6. E 7. A

8. D 9. E 10. D 11. C 12. C 13. E 14. C

15. C 16. B

B 型题(配伍选择题)

17. A 18. C 19. B 20. B 21. A 22. A 23. C

24. D 25. B

X 型题(多项选择题)

26. ABE 27. ABCDE 28. BCD 29. BCDE 30. ABCD

31. AC 32. ABC

二、简答题

1. 简述肾上腺素的临床应用。

(1) 心搏骤停：用于各种原因引起的心脏停搏，如溺水、房室传导阻滞、麻醉及手术过程意外和药物中毒等。

(2) 过敏性休克：抢救过敏性休克(如青霉素引起的过敏休克)的首选药。

(3) 急性支气管哮喘：控制哮喘症状。

(4) 局部止血：鼻黏膜或牙龈出血等。

(5) 与局麻药配伍：延缓局麻药的吸收。

2. 简述去甲肾上腺素的临床应用。

(1) 休克：早期神经源性休克及药物中毒引起的低血压等。

(2) 上消化道出血：适量稀释口服，使食管或胃黏膜血管收缩达到局部止血。

3. 简述异丙肾上腺素的药理作用和临床应用。

【药理作用】

(1) 兴奋心脏：激动 β_1 受体，收缩力加强，心率加快。

(2) 影响血压：激动 β_1 受体和 β_2 受体。

(3) 扩张支气管：舒张支气管平滑肌 β_2 受体，利于平喘。

【临床应用】

(1) 支气管哮喘：急性发作(舌下、吸入)。

(2) 房室传导阻滞：加快房室传导(如冠心病)。

(3) 心搏骤停：休克—感染性休克(补足血容量)，少用。

三、案例分析题

1. 肾上腺素为 α 受体和 β 受体的兴奋药，既能兴奋支气管平滑肌的 β_2 受体，使支气管平滑肌舒张而消除支气管痉挛；又能兴奋支气管黏膜血管上的 α_1 受体，使支气管黏膜血管收缩而消除支气管黏膜水肿。

2. 肾上腺素能兴奋心脏的 β_1 受体，表现为心脏兴奋，心收缩力增强，心率加快，传导加快，作用明显可出现心悸；能兴奋血管上的 α_1 受体，表现为血管收缩，血压升高。肾上腺素对 β_1 受体和 β_2 受体的兴奋，还可表现出全身基础代谢率增设高，耗氧量增加。

第9章 CHAPTER 9

抗肾上腺素药

【学习要求】

1. 熟悉酚妥拉明的作用、用途、不良反应和用药注意事项。
2. 掌握普萘洛尔的药理作用、用途、不良反应和用药注意事项。

【自测习题】

一、选择题

A 型题(最佳选择题)

1. 对疑为嗜铬细胞瘤的严重高血压患者应选用(　　)帮助诊断。

A. 组胺　　B. 普萘洛尔
C. 酚妥拉明　　D. 阿托品
E. 肾上腺素

2. β受体阻断剂一般不用于(　　)。

A. 心律失常　　B. 心绞痛
C. 青光眼　　D. 高血压
E. 支气管哮喘

3. β肾上腺素受体阻断药禁用于(　　)。

A. 头痛　　B. 支气管哮喘
C. 心绞痛　　D. 甲状腺功能亢进
E. 窦性心动过速

4. β肾上腺素受体阻断药可(　　)。

A. 抑制胃肠道平滑肌收缩　　B. 促进糖原分解

C. 加快心脏传导　　D. 升高血压

E. 使支气管平滑肌收缩

5. 普萘洛尔的禁忌证是(　　)。

A. 甲状腺机能亢进　　B. 心绞痛

C. 高血压　　D. 心律失常

E. 支气管哮喘

6. 普萘洛尔不具有的药理特性为(　　)。

A. 无选择性阻断β受体　　B. 膜稳定作用

C. 抑制肾素释放　　D. 内在拟交感活性

E. 易透过血脑屏障

7. 下列选项中,(　　)是选择性 β_1 受体阻滞剂。

A. 普萘洛尔　　B. 拉贝洛尔

C. 美托洛尔　　D. 噻吗洛尔

E. 吲哚洛尔

8. 对 α_1 受体有选择性阻滞作用的药物是(　　)。

A. 可乐定　　B. 哌唑嗪

C. 普萘洛尔　　D. 琥珀胆碱

E. 去甲肾上腺素

9. 普萘洛尔不能用于治疗(　　)。

A. 心律失常　　B. 高血压

C. 甲状腺机能亢进　　D. 糖尿病

E. 心绞痛

10. β受体阻断药的禁忌证不包括(　　)。

A. 严重左室心功能不全　　B. 窦性心动过缓

C. 甲状腺功能亢进　　D. 支气管哮喘

E. 重度房室传导阻滞

11. 普萘洛尔不可用于治疗(　　)。

A. 支气管哮喘　　B. 心律失常

C. 高血压　　D. 心绞痛

E. 甲状腺功能亢进

B 型题(配伍选择题)

[12～15]

A. 可乐定　　B. 哌唑嗪

C. 普萘洛尔　　D. 琥珀胆碱

E. 去甲肾上腺素

12. 对 β 受体有阻滞作用的药物是(　　)。

13. 对 α_1、α_2受体均有激动作用的药物是(　　)。

14. 对 α_1受体有选择性阻滞作用的药物是(　　)。

15. 对 α_2受体有选择性阻滞激动作用的药物是(　　)。

[16～17]

A. 支气管哮喘　　B. 青光眼

C. 外周血管痉挛　　D. 心律失常

E. 重症肌无力

16. 酚妥拉明可用于治疗(　　)。

17. 异丙肾上腺素可用于治疗(　　)。

X 型题(多项选择题)

18. 能选择性阻断 β_1受体的药物是(　　)。

A. 普萘洛尔　　B. 美托洛尔

C. 卡维地洛　　D. 阿替洛尔

E. 吲哚洛尔

19. 应用 β 受体阻断药时应注意(　　)。

A. 支气管哮喘患者禁用　　B. 久用不宜突然停药

C. 精神抑郁患者禁用　　D. 糖尿病患者禁用

E. 严重房室传导阻滞患者禁用

20. 可用于心搏骤停的药物是(　　)。

A. 阿托品　　B. 去甲肾上腺素

C. 肾上腺素　　D. 普萘洛尔

E. 异丙肾上腺素

二、简答题

简述酚妥拉明的临床应用与不良反应。

【参考答案】

一、选择题

A型题(最佳选择题)

1. C　2. E　3. B　4. E　5. E　6. D　7. C

8. B　9. D　10. C　11. A

B型题(配伍选择题)

12. C　13. E　14. B　15. A　16. C　17. A

X型题(多项选择题)

18. BD　19. ABCDE　20. CE

二、简答题

简述酚妥拉明的临床应用与不良反应。

【临床应用】

(1) 外周血管痉挛性疾病：肢端动脉痉挛(雷诺综合征)、血栓闭塞性脉管炎。

(2) 拮抗去甲肾上腺素静脉滴注外漏所致的血管收缩：作局部浸润，以防组织坏死。

(3) 肾上腺嗜铬细胞瘤：鉴别诊断和防治手术中的高血压危象。

(4) 抗休克：能扩张血管，降低阻力，增加心输出量，用于感染性休克、心源性休克的治疗。

(5) 顽固性充血性心力衰竭：降低外周阻力，增加心输出量。

【不良反应】

(1) 心血管反应：大剂量酚妥拉明可引起体位性低血压。

(1) 拟胆碱作用：恶心、呕吐，胃酸增多。

第10章 CHAPTER 10

麻醉药

【学习要求】

1. 熟悉各类局麻药的给药方法、适用范围及常用局麻药的特点、适应证及主要不良反应和用药注意事项。

2. 了解常用全麻药的作用特点、适应证和主要不良反应。

3. 了解吸入麻醉、静脉麻醉、复合麻醉的概念和各类常用药的特点。

【自测习题】

选择题

A 型题(最佳选择题)

1. 全身麻醉时,为迅速进入外科麻醉期可选用(　　)。

A. 硫喷妥钠　B. 阿托品　C. 吗啡　D. 异氟烷

E. 恩氟烷

2. 硫喷妥钠主要用于(　　)。

A. 局部麻醉　B. 麻醉前给药　C. 浸润麻醉　D. 分离麻醉

E. 诱导麻醉

【参考答案】

选择题

A 型题(最佳选择题)

1. A　2. E

第3篇

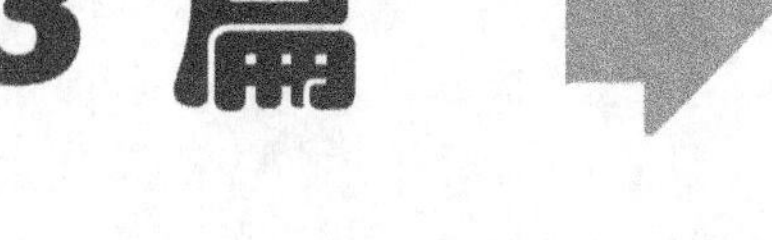

中枢神经系统药物

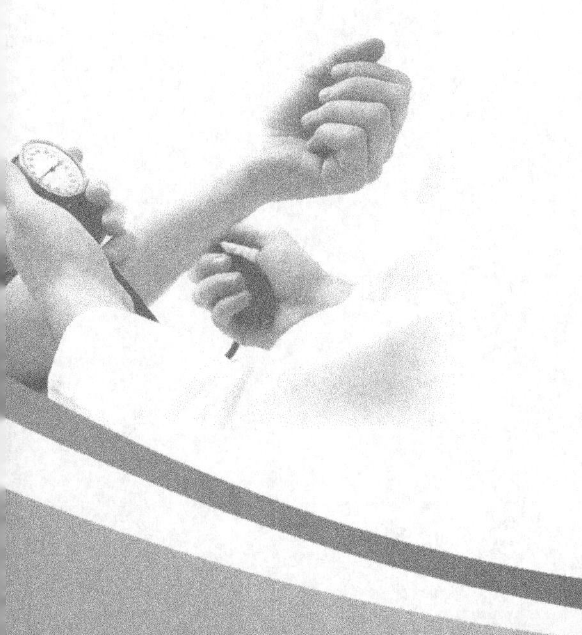

第11章 CHAPTER 11

镇静催眠药

【学习要求】

1. 掌握地西泮的药理作用、临床应用、不良反应和用药注意事项。
2. 熟悉巴比妥类药用途、不良反应和急性中毒解救。

【自测习题】

一、选择题

A型题(最佳选择题)

1. 苯二氮䓬类药物的药理作用机制是(　　)。

A. 阻断谷氨酸的兴奋作用

B. 抑制GABA代谢,增加其脑内含量

C. 激动甘氨酸受体

D. 易化GABA介导的氯离子内流

E. 增加多巴胺刺激的cAMP活性

2. 在苯二氮䓬类药物中,催眠、抗焦虑作用强于地西泮的药物是(　　)。

A. 奥沙西泮　　B. 三唑仑

C. 硝西泮　　D. 氯氮

E. 艾司唑仑

3. 下列关于苯二氮䓬类镇静催眠药的叙述,不正确的是(　　)。

A. 是目前最常用的镇静催眠药　　B. 临床上用于治疗焦虑症

C. 可用于心脏电复律前给药　　D. 可用于治疗小儿高热惊厥

E. 长期应用不会产生依赖性和成瘾性

4. 长期应用地西泮可产生耐受性，其特点是（　　）。

A. 催眠作用的耐受性产生较快，而抗焦虑作用的耐受性产生很慢

B. 抗焦虑作用的耐受性产生较快，而催眠作用的耐受性产生很慢

C. 催眠作用不产生耐受性，而抗焦虑作用产生耐受性

D. 抗焦虑作用不产生耐受性，而催眠作用产生耐受性

E. 催眠作用和抗焦虑作用的耐受性同时产生

5. 地西泮不具有（　　）。

A. 抗精神分裂症作用　　B. 抗惊厥作用

C. 抗癫痫作用　　D. 中枢性肌松作用

E. 抗焦虑作用

6. 下列关于地西泮的作用特点的叙述，不正确的是（　　）。

A. 小于镇静剂量时即有抗焦虑作用　　B. 剂量加大可引起麻醉

C. 镇静催眠作用强　　D. 可引起暂时性记忆缺失

E. 有良好的抗癫痫作用

7. 苯巴比妥显效慢的主要原因是（　　）。

A. 吸收不良　　B. 体内再分布

C. 肾排泄慢　　D. 脂溶性较小

E. 血浆蛋白结合率低

8. 下列关于苯巴比妥的药理作用的叙述，不正确的是（　　）。

A. 镇静　　B. 催眠

C. 镇痛　　D. 抗惊厥

E. 抗癫痫

9. 兼有镇静、催眠、抗惊厥和抗癫痫的药物是（　　）。

A. 苯巴比妥　　B. 硝西泮

C. 苯妥英钠　　D. 司可巴比妥

E. 水合氯醛

10. 苯巴比妥急性中毒时，可加速其在尿中排泄的药物是（　　）。

A. 氯化铵　　B. 碳酸氢钠

C. 葡萄糖　　D. 生理盐水

E. 硫酸镁

11. 巴比妥类药物急性中毒致死的直接原因是(　　)。

A. 肝脏损害　　B. 循环衰竭

C. 深度呼吸抑制　　D. 昏迷

E. 继发感染

12. 引起患者对巴比妥类药物产生依赖性的主要原因是(　　)。

A. 有镇静作用

B. 停药后快动眼睡眠时间延长,梦魇增多

C. 有镇痛作用

D. 能诱导肝药酶

E. 使患者产生欣快感

13. 抗焦虑的首选药物是(　　)。

A. 地西泮　　B. 氯氮平

C. 地尔硫䓬　　D. 苯巴比妥

E. 水合氯醛

B 型题(配伍选择题)

[14～15]

A. 苯巴比妥　　B. 安定

C. 吗啡　　D. 苯妥英钠

E. 氯丙嗪

14. 小剂量就有抗焦虑作用的药物是(　　)。

15. 可明显缩短快动眼睡眠时相的药物是(　　)。

[16～18]

A. 水合氯醛　　B. 硫喷妥钠

C. 苯巴比妥　　D. 地西泮

E. 格鲁米特

16. 缩短快动眼睡眠时相,突然停药可出现戒断症状的药物是(　　)。

17. 对快动眼睡眠时相影响小,停药时"反跳"不明显的药物是(　　)。

18. 不缩短快动眼睡眠时相,醒后无明显不适的药物是(　　)。

X 型题(多项选择题)

19. 地西泮的不良反应有(　　)。

A. 嗜睡、头昏、乏力
B. 大剂量可产生共济失调
C. 长期应用可产生耐药性、依赖性
D. 帕金森综合征
E. 凝血机制障碍

20. 下列有关地西泮的叙述,正确的是(　　)。

A. 小剂量即有抗焦虑作用,是目前最好的抗焦虑药之一
B. 明显缩短快动眼睡眠时相
C. 代谢产物去甲地西泮仍有药理活性
D. 抗癫痫作用强,可用于治疗癫痫持续状态
E. 抗惊厥作用强,可用于治疗破伤风

21. 巴比妥类的不良反应包括(　　)。

A. 后遗效应
B. 产生耐受性
C. 产生依赖性
D. 溶血反应
E. 有药酶诱导作用

22. 苯二氮䓬类取代巴比妥类的优点包括(　　)。

A. 无肝药酶诱导作用
B. 用药安全
C. 耐受性轻
D. 停药后非快动眼睡眠时间明显增加
E. 治疗指数高,对呼吸影响小

二、简答题

简述地西泮的药理作用、临床应用与不良反应。

三、案例分析题

患儿,男,发热伴咳嗽 24 小时,自测体温 39.7℃,半小时前突发抽搐,伴神志不清,遂来医院就诊,诊断为高热惊厥。立即给予地西泮静脉注射,抽搐停止,但患儿出现呼吸减慢,脉搏细速。

问题:

1. 入院后给予地西泮是否正确? 为什么?

2. 如何解释静脉注射地西泮后患儿出现的症状,如何处理?

【参考答案】

一、选择题

A 型题(最佳选择题)

1. D　2. B　3. E　4. A　5. A　6. B　7. D

8. C　9. A　10. B　11. C　12. B　13. A

B 型题(配伍选择题)

14. B　15. A　16. C　17. D　18. A

X 型题(多项选择题)

19. ABC　20. ACDE　21. ABCE　22. ABCE

二、简答题

简述地西泮的药理作用、临床应用与不良反应。

【药理作用和临床应用】

(1) 抗焦虑作用：小剂量，为焦虑症的首选药。

(2) 镇静催眠作用：

① 小剂量：镇静作用，缓解紧张、恐惧情绪。

② 中剂量：催眠作用，缩短睡眠诱导时间，延长睡眠持续时间。

(3) 抗惊厥和抗癫痫作用：较大剂量，减轻或终止惊厥的发作。

(4) 中枢性肌肉松弛作用：降低肌张力，引起肌肉松弛。

【不良反应】

(1) 后遗效应：头晕、嗜睡、乏力。

(2) 耐受性和依赖性：突然停药出现反跳现象、戒断症状。

(3) 急性中毒：苯二氮䓬类受体阻断剂——氟马西尼。

三、案例分析题

1. 地西泮有抗惊厥作用，可用于小儿高热惊厥。

2. 患儿静脉注射地西泮后出现呼吸、循环抑制，为地西泮急性中毒的症状，应立即对症治疗，同时静脉注射氟马西尼解救。

第12章 CHAPTER 12

抗癫痫药和抗惊厥药

【学习要求】

1. 掌握苯妥英钠的作用、临床应用、不良反应和用药注意事项。
2. 熟悉各种抗癫痫药的临床选用及主要不良反应。
3. 熟悉硫酸镁的作用、用途、给药途径、用药监护、中毒判断及其处理。

【自测习题】

一、选择题

A 型题(最佳选择题)

1. 对所有类型的癫痫都有效的广谱抗癫痫药是(　　)。

A. 乙琥胺　　B. 苯巴比妥

C. 丙戊酸钠　　D. 苯妥英钠

E. 安定

2. 治疗三叉神经痛首选(　　)。

A. 地西泮　　B. 哌替啶

C. 苯妥英钠　　D. 卡马西平

E. 阿司匹林

3. 临床上用于控制子痫发作的药物是(　　)。

A. 卡巴西平　　B. 硫酸镁

C. 苯巴比妥　　D. 苯妥英钠

E. 乙琥胺

4. 苯妥英钠首选用于(　　)。

A. 癫痫肌阵挛性发作　　B. 癫痫大发作

C. 精神运动性发作　　D. 癫痫小发作

E. 癫痫持续状态

5. 疗效优于乙琥胺,但因有肝毒性,仅在癫痫小发作合并大发作时作为首选药物的是(　　)。

A. 苯巴比妥　　B. 丙戊酸钠

C. 卡马西平　　D. 苯妥英钠

E. 扑米酮

6. 丙戊酸钠的严重毒性是(　　)。

A. 肝功能损害　　B. 再生障碍性贫血

C. 抑制呼吸　　D. 口干、皮肤干燥

E. 低血钙

B型题(配伍选择题)

[7～10]

A. 丙戊酸钠　　B. 苯妥英钠

C. 乙琥胺　　D. 苯巴比妥

E. 卡马西平

7. 癫痫大发作首选(　　)。

8. 癫痫小发作首选(　　)。

9. 癫痫大发作合并小发作首选(　　)。

10. 精神运动性发作首选(　　)。

X型题(多项选择题)

11. 关于苯妥英钠的临床应用,正确的是(　　)。

A. 三叉神经痛　　B. 癫痫强直阵挛性发作

C. 癫痫持续状态　　D. 室性心律失常

E. 癫痫失神(小)发作

12. 癫痫强直阵挛性发作的有效药是(　　)。

A. 乙琥胺　　B. 苯妥英钠

C. 丙戊酸钠　　D. 酰胺咪嗪

E. 苯巴比妥

13. 苯妥英钠的特点是(　　)。

A. 刺激性大,不宜肌内注射
B. 口服吸收慢而不规则
C. 血浆药物浓度个体差异大
D. 血浆蛋白结合率高于80%
E. 主要以原型经尿排出

14. 卡马西平的不良反应有(　　)。

A. 头昏、乏力、眩晕
B. 共济失调
C. 粒细胞减少
D. 可逆性血小板减少
E. 牙龈增生

15. 对癫痫大发作有效的药物有(　　)。

A. 苯妥英钠
B. 苯巴比妥
C. 硫喷妥钠
D. 丙戊酸钠
E. 戊巴比妥

二、简答题

简述苯妥英钠的临床应用和不良反应。

【参考答案】

一、选择题

A型题(最佳选择题)

1. C　2. D　3. B　4. B　5. B　6. A

B型题(配伍选择题)

7. B　8. C　9. A　10. E

X型题(多项选择题)

11. ABCD　12. BCDE　13. ABCD　14. ABCD　15. ABD

二、简答题

简述苯妥英钠的临床应用和不良反应。

【临床应用】

(1) 抗癫痫：强直阵挛性发作为首选药,对部分性发作有效,对失神发作无效。

(2) 抗外周神经痛：如三叉神经痛、坐骨神经痛。

(3) 抗心律失常。

【不良反应】

(1) 局部刺激：较强碱性，刺激性大，口服胃肠刺激。

(2) 牙龈增生：刺激胶原组织增生。

(3) 造血系统反应：巨幼红细胞贫血。

(4) 其他：过敏反应、骨骼变化、神经系统反应。

第13章 CHAPTER 13
中枢神经系统退行性疾病药

【学习要求】

熟悉左旋多巴的作用特点、应用、不良反应及苯海索的适应证。

【自测习题】

选择题

A 型题(最佳选择题)

1. 左旋多巴的不良反应是(　　)。

A. 血压升高　　B. 心动过缓

C. 运动障碍　　D. 困倦、嗜睡

E. 躯体依赖性

2. 左旋多巴对抗精神病药引起的帕金森综合征无效的原因是(　　)。

A. 抗精神病药阻断中枢 DA 受体

B. 抗精神病药抑制中枢 DA 的合成

C. 抗精神病药引起中枢 DA 受体下调

D. 抗精神病药促进中枢 DA 的分解

E. 抗精神病药抑制左旋多巴进入中枢

3. 有关左旋多巴药理作用,下列叙述中错误的是(　　)。

A. 奏效较慢,用药 2～3 周后才出现体征的改善

B. 对轻症和年轻患者效果较好

C. 对肌震颤的疗效较好

D. 可促进催乳素抑制因子的释放

E. 对肌肉僵直及少动的疗效较好

4. 可用于治疗肝昏迷，但不能改善肝功能的药物是(　　)。

A. 金刚烷胺　　B. 左旋多巴

C. 卡比多巴　　D. 苯海索

E. 司来吉兰

5. 下列疾病中，属于左旋多巴适应证的是(　　)。

A. 消化道溃疡　　B. 高血压

C. 糖尿病　　D. 精神病

E. 肝昏迷

6. 帕金森病的主要病变部位在(　　)。

A. 黑质—纹状体多巴胺能神经通路

B. 中脑—皮质通路多巴胺能神经通路

C. 中脑—边缘系统多巴胺能神经通路

D. 丘脑下部—垂体多巴胺能神经通路

E. 小脑—脑干多巴胺能神经通路

7. 卡比多巴治疗帕金森病时可(　　)。

A. 提高多巴脱羧酶活性，使外周左旋多巴转变成多巴胺增加

B. 提高多巴脱羧酶活性，使中枢左旋多巴转变成多巴胺增加

C. 抑制多巴脱羧酶活性，使外周左旋多巴转变成多巴胺减少

D. 抑制多巴脱羧酶活性，使中枢左旋多巴转变成多巴胺减少

E. 不影响多巴脱羧酶活性

8. 左旋多巴与卡比多巴组成复方制剂心宁美，可以使(　　)。

A. 左旋多巴排泄加快　　B. 左旋多巴排泄减慢

C. 左旋多巴代谢加快　　D. 增加外周 DA 生成

E. 使更多的左旋多巴进入脑内，提高利用率

9. 有关金刚烷胺治疗帕金森病，不正确的是(　　)。

A. 起效快，维持时间短

B. 与左旋多巴合用有协同作用

C. 促进残存的完整神经元释放 DA

D. 阻断中枢 M 受体

E. 直接激动 DA 受体

10. 左旋多巴抗帕金森病的作用机制是(　　)。

A. 进入脑内脱羧生成 DA 起作用

B. 促进中枢 DA 能神经元释放 DA 起作用

C. 在外周脱羧转变成 DA 起作用

D. 直接激动中枢神经系统 DA 受体

E. 在脑内抑制 DA 再摄取

11. 苯海索治疗帕金森病的作用机制是(　　)。

A. 阻断中枢胆碱受体,减弱黑质—纹状体通路中乙酰胆碱的作用

B. 阻断多巴胺受体,降低黑质—纹状体通路中多巴胺的作用

C. 兴奋多巴胺受体,增强黑质—纹状体通路中多巴胺的作用

D. 兴奋中枢的胆碱受体,增强黑质—纹状体通路中乙酰胆碱的作用

E. 抑制 5-羟色胺在脑中的生成和作用

B 型题(配伍选择题)

[12～14]

A. 左旋多巴　　B. 苯海索

C. 卡比多巴　　D. 金刚烷胺

E. 司来吉兰

12. 进入中枢后转变为多巴胺的药物是(　　)。

13. 进入中枢后阻断纹状体的胆碱受体的药物是(　　)。

14. 进入中枢后可促进黑质—纹状体内多巴胺能神经末梢释放 DA 的药物是(　　)。

X 型题(多项选择题)

15. 与左旋多巴合用有协同作用的药物是(　　)。

A. 卡比多巴　　B. 司来吉兰

C. 培高利特　　D. 金刚烷胺

E. 苯海索

16. 左旋多巴不属于(　　)。

A. 抗胆碱药　　B. 多巴胺受体激动药

C. 促多巴胺释放药　　D. 多巴胺前体药

E. 胆碱酯酶抑制药

17. 左旋多巴可(　　)。

A. 用于抗帕金森病　　B. 引起短暂心动过速

C. 减少催乳素释放　　D. 用于抗精神病

E. 用于镇吐

18. 苯海索的不良反应包括(　　)。

A. 口干　　B. 散瞳、视力模糊

C. 便秘　　D. 尿潴留

E. 异常不随意运动

19. 左旋多巴合用抗帕金森病的特点是(　　)。

A. 对轻症患者疗效好　　B. 对年轻患者疗效好

C. 起效慢,作用久　　D. 对肌肉震颤效果好

E. 对肌肉僵直效果好

【参考答案】

选择题

A 型题(最佳选择题)

1. C　2. C　3. C　4. B　5. E　6. A　7. C

8. E　9. D　10. A　11. A

B 型题(配伍选择题)

12. A　13. B　14. D

X 型题(多项选择题)

15. ABCDE　16. ABCE　17. ABC　18. ABCD　19. ABCE

第14章 CHAPTER 14

抗精神失常药

【学习要求】

1. 掌握氯丙嗪的作用、作用机制、临床应用、不良反应、禁忌证和用药注意事项。

2. 了解其他抗精神失常药的应用特点。

【自测习题】

一、选择题

A 型题(最佳选择题)

1. 氯丙嗪治疗精神分裂症的作用机制是(　　)。

A. 阻断黑质—纹状体的 DA 受体

B. 激动中脑—皮层和中脑—边缘系统的 DA 受体

C. 激动中脑—皮层和中脑—边缘系统的 α 受体

D. 阻断中脑—皮层和中脑—边缘系统的 M 受体

E. 阻断中脑—皮层和中脑—边缘系统的 D_2 受体

2. 下列关于氯丙嗪降温作用的表述，错误的是(　　)。

A. 降低发热者的体温　　B. 降低正常人的体温

C. 降温作用与环境温度无关　　D. 抑制体温调节中枢

E. 抑制机体对寒冷的刺激

3. 氯丙嗪引起的迟发性运动障碍的精神分裂症患者宜选用的药物是(　　)。

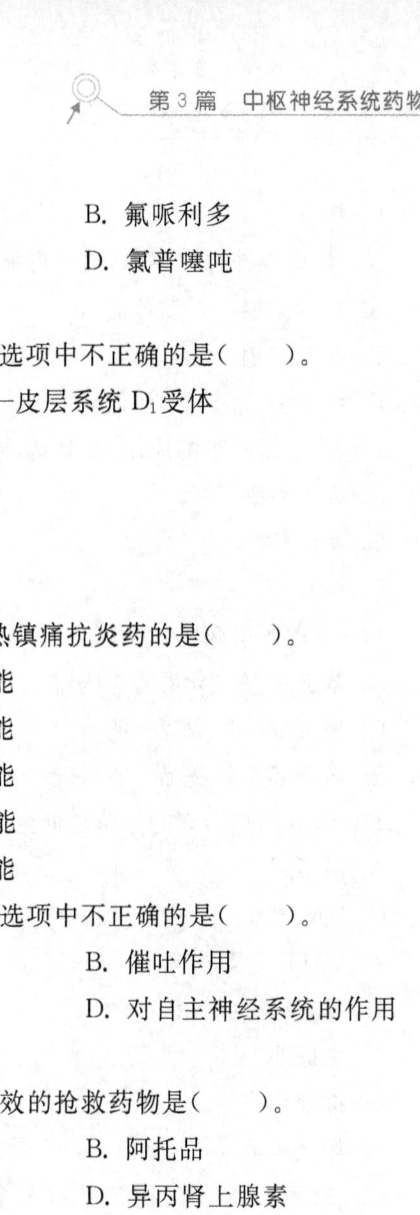

A. 氟哌啶醇　　B. 氟哌利多

C. 三氟哌多　　D. 氯普噻吨

E. 氯氮平

4. 关于氯丙嗪的作用机理，下列选项中不正确的是（　　）。

A. 阻断中脑—边缘系统和中脑—皮层系统 D_1 受体

B. 阻断组胺受体

C. 阻断 M 受体

D. 阻断中枢 α 受体

E. 阻断中枢 5-HT 受体

5. 氯丙嗪的降温作用不同于解热镇痛抗炎药的是（　　）。

A. 抑制体温调节中枢的产热机能

B. 抑制体温调节中枢的散热机能

C. 抑制体温调节中枢的调节机能

D. 增强体温调节中枢的散热机能

E. 增强体温调节中枢的产热机能

6. 有关氯丙嗪的药理作用，下列选项中不正确的是（　　）。

A. 抗精神病作用　　B. 催吐作用

C. 抑制体温调节作用　　D. 对自主神经系统的作用

E. 对内分泌系统的影响

7. 氯丙嗪中毒使血压下降，最有效的抢救药物是（　　）。

A. 去甲肾上腺素　　B. 阿托品

C. 肾上腺素　　D. 异丙肾上腺素

E. 麻黄素

8. 丙米嗪可用于治疗（　　）。

A. 癫痫　　B. 精神分裂症

C. 躁狂症　　D. 抑郁症

E. 惊厥

9. 丙米嗪的药理作用是（　　）。

A. 抗抑郁作用　　B. 抗焦虑

C. 抗精神病　　D. 抗燥狂

E. 镇吐

10. 氯丙嗪使体温下降,最有可能的是(　　)。

A. 20℃室温+37℃体温

B. 20℃室温+39℃体温

C. 40℃室温+34℃体温

D. 40℃室温+37℃体温

E. 40℃室温+38℃体温

11. 关于氯丙嗪的应用,下列选项中不正确的是(　　)。

A. 人工冬眠

B. 精神分裂症

C. 晕动病

D. 化疗药物所致呕吐

E. 躁狂症

12. 下述各组药物,"冬眠合剂"是指(　　)。

A. 苯巴比妥+异丙嗪+吗啡

B. 苯巴比妥+氯丙嗪+吗啡

C. 氯丙嗪+异丙嗪+吗啡

D. 氯丙嗪+异丙嗪+哌替啶

E. 氯丙嗪+阿托品+哌替啶

13. 与氯丙嗪引起的体位性低血压有关的受体是(　　)。

A. M受体

B. α受体

C. DA受体

D. β受体

E. 5-HT受体

14. 碳酸锂主要用于治疗(　　)。

A. 焦虑症

B. 失眠症

C. 抑郁症

D. 躁狂症

E. 帕金森病

15. 氯丙嗪除了可用于精神分裂症、呕吐和顽固性呃逆,还可用于(　　)。

A. 遗尿症

B. 吗啡中毒解救

C. 复合麻醉

D. 人工冬眠

E. 过敏性休克

B型题(配伍选择题)

[16～17]

A. 抗惊厥

B. 抗癫痫

C. 抗躁狂

D. 抗焦虑

E. 抗抑郁

16. 碳酸锂用于(　　)。

17. 硫酸镁用于(　　)。

[18～20]

A. 氟哌啶醇　　B. 丙米嗪

C. 芬太尼　　D. 氯氮平

E. 苯海索

18. 用于治疗抗精神病药物引起的锥体外系反应的药物是(　　)。

19. 用于治疗抑郁症的药物是(　　)。

20. 几无锥体外系反应的抗精神病药物是(　　)。

[21～23]

A. 抗精神病作用　　B. 镇吐作用

C. 体温调节失灵　　D. 帕金森综合征

E. 巨人症的治疗

21. 氯丙嗪阻断中脑—边缘系统和中脑—皮质系统中 D_2 受体可产生(　　)。

22. 氯丙嗪阻断催吐化学感受区的 D_2 受体可产生(　　)。

23. 氯丙嗪阻断黑质—纹体通路 D_2 受体引起(　　)。

X 型题(多项选择题)

24. 氯丙嗪的药理作用包括(　　)。

A. 抗惊厥　　B. 抗精神病

C. 镇吐　　D. 抑制体温调节中枢

E. 止痛

25. 主要用于精神分裂症的治疗药物有(　　)。

A. 丙米嗪　　B. 氟西汀

C. 氯丙嗪　　D. 氟哌利多

E. 利培酮

26. 关于氯丙嗪的描述,下列选项中正确的是(　　)。

A. 可用于治疗精神分裂症

B. 用于顽固性呃逆

C. 可用于晕动病之呕吐

D. 配合物理降温方法，用于低温麻醉

E. 是冬眠合剂的成分之一

二、简答题

1. 简述氯丙嗪对中枢神经系统的药理作用。

2. 简述氯丙嗪的临床应用和不良反应。

【参考答案】

一、选择题

A 型题(最佳选择题)

1. E　2. C　3. E　4. A　5. C　6. B　7. A

8. D　9. A　10. B　11. C　12. D　13. B　14. D　15. D

B 型题(配伍选择题)

16. C　17. A　18. E　19. B　20. D　21. A　22. B　23. D

X 型题(多项选择题)

24. BCD　25. CDE　26. ABDE

二、简答题

1. 简述氯丙嗪对中枢神经系统的药理作用。

(1) 抗精神病作用：精神病患者服药后，可迅速控制兴奋躁动。

(2) 镇吐作用：具有强大的镇吐作用。

(3) 对体温调节的影响：抑制体温调节中枢，抑制体温调节，导致体温随外界环境温度升降而升降。

2. 简述氯丙嗪的临床应用和不良反应。

【临床应用】

(1) 治疗精神病：治疗精神分裂症、躁狂症及其他精神病的兴奋状态。

(2) 治疗呕吐和顽固性呃逆：对顽固性呃逆有效，对晕动病无效。

(3) 人工冬眠和低温麻醉：用于严重创伤、感染性休克、高热惊厥、甲状腺危象。

【不良反应】

(1) 一般不良反应：嗜睡、乏力、口干、便秘、直立性低血压。

(2) 锥体外系反应：帕金森综合征、静坐不能、急性肌张力障碍。

(3) 过敏反应：皮疹、接触性皮炎。

(4) 内分泌系统反应：男性乳房发育、女性乳腺增生、月经紊乱、闭经。

(5) 急性中毒：超大剂量引起急性中毒、昏迷、呼吸抑制。

第15章 CHAPTER 15

镇痛药

【学习要求】

1. 掌握吗啡的作用、应用和不良反应。
2. 熟悉吗啡中毒症状和解毒措施。
3. 熟悉哌替啶、芬太尼、镇痛新、曲马多的作用特点和应用。
4. 熟悉吗啡、哌替啶、镇痛新的用药注意事项。

【自测习题】

一、选择题

A 型题(最佳选择题)

1. 下列关于吗啡药动学特点的表述,错误的是(　　)。

A. 口服不易吸收

B. 皮下注射吸收快

C. 可通过胎盘屏障

D. 大部分经肝脏代谢、经肾排泄

E. 少量通过乳汁和胆汁排泄

2. 吗啡的药理作用是(　　)。

A. 镇痛、镇静、镇咳　　B. 镇痛、镇静、兴奋呼吸

C. 镇痛、镇静、扩瞳　　D. 镇痛、欣快、止吐

E. 抑制平滑肌收缩、止泻

3. 吗啡急性中毒致死的主要原因是(　　)。

A. 大脑皮层深度抑制　　B. 延脑过度兴奋后功能紊乱
C. 血压过低　　D. 心搏骤停
E. 呼吸麻痹

4. 吗啡对中枢神经系统的作用是(　　)。
A. 镇痛、镇静、催眠、呼吸抑制、止吐
B. 镇痛、镇静、镇咳、缩瞳、致吐
C. 镇痛、镇静、镇咳、呼吸兴奋
D. 镇痛、镇静、止吐、呼吸抑制
E. 镇痛、镇静、扩瞳、呼吸抑制

5. 吗啡的镇痛作用机制是由于(　　)。
A. 降低外周神经末梢对疼痛的感受性
B. 激动中枢阿片受体
C. 抑制中枢阿片受体
D. 抑制大脑边缘系统
E. 抑制中枢前列腺素的合成

6. 吗啡的镇痛作用最适于(　　)。
A. 诊断未明的急腹症　　B. 分娩止痛
C. 颅脑外伤的疼痛　　D. 其他药物无效的急性锐痛
E. 用于哺乳妇女的止痛

7. 吗啡禁用于分娩止痛的原因是(　　)。
A. 促进组胺释放
B. 激动蓝斑核的阿片受体
C. 抑制呼吸、延长产程
D. 抑制去甲肾上腺素神经元活动
E. 脑血管扩张，颅内压升高

8. 肝癌晚期患者的剧烈疼痛，可以选用的镇痛药物是(　　)。
A. 可待因　　B. 阿司匹林
C. 哌替啶　　D. 对乙酰氨基酚
E. 吲哚美辛

9. 哌替啶最大的不良反应是(　　)。

A. 便秘
B. 依赖性
C. 腹泻
D. 心律失常
E. 呕吐

10. 与吗啡相比,哌替啶的特点是(　　)。
A. 镇痛作用较吗啡强
B. 依赖性的产生比吗啡快
C. 作用持续时间较吗啡长
D. 戒断症状持续时间较吗啡长
E. 对妊娠末期子宫不对抗催产素的作用,不延缓产程

11. 吗啡一般不用于(　　)。
A. 癌性剧痛
B. 急性锐痛
C. 心肌梗死性心前区剧痛
D. 胆绞痛及肾绞痛
E. 神经压迫性疼痛

12. 哌替啶的适应证不包括(　　)。
A. 手术后疼痛
B. 创伤性疼痛
C. 内脏绞痛
D. 临产前分娩痛
E. 晚期癌性疼痛

13. 关于哌替啶药理作用叙述,下列选项中正确的是(　　)。
A. 镇痛镇静作用较吗啡弱
B. 可引起便秘,并有止泻作用
C. 对妊娠末期子宫有抗催产素作用
D. 不扩张血管,不引起体位性低血压
E. 提高胆道压力作用较吗啡强

14. 哌替啶作为吗啡代用品用于抑制各种剧痛是因为(　　)。
A. 镇痛作用比吗啡强
B. 依赖性较吗啡弱
C. 不引起体位性低血压
D. 作用时间较吗啡长
E. 便秘的副作用轻

B 型题(配伍选择题)

[15～18]

A. 哌替啶
B. 芬太尼

C. 美沙酮　　D. 吲哚美辛

E. 纳洛酮

15. 用于解救麻醉性镇痛药急性中毒的药物是(　　)。

16. 镇痛强度为吗啡的1/10,代替吗啡使用的药物是(　　)。

17. 镇痛强度比吗啡强,也有成瘾性的药物是(　　)。

18. 镇痛强度与吗啡相近,但成瘾性发生慢,戒断症状相对减轻的药物是(　　)。

[19～21]

A. 恶心、呕吐、便秘　　B. 耐受性和依赖性

C. 血压升高　　D. 呼吸肌麻痹

E. 呼吸急促

19. 治疗剂量吗啡可引起的不良反应是(　　)。

20. 连续反复应用吗啡可引起的不良反应是(　　)。

21. 中毒剂量吗啡可引起的不良反应是(　　)。

[22～24]

A. 可待因　　B. 吗啡

C. 哌替啶　　D. 美沙酮

E. 纳洛酮

22. 与吗啡竞争性拮抗同一受体的药物是(　　)。

23. 常用作镇咳药的是(　　)。

24. 适用于分娩止痛的药物是(　　)。

X型题(多项选择题)

25. 下列关于镇痛药的镇痛作用,说法正确的是(　　)。

A. 镇痛作用强大,对各种疼痛均有效

B. 对持续性钝痛强于间断性锐痛

C. 镇痛同时伴有镇静,可消除紧张情绪

D. 对间断性锐痛强于持续性钝痛

E. 伴有欣快感

26. 吗啡可用于治疗(　　)。

A. 急性锐痛　　B. 心源性哮喘

C. 急慢性消耗性腹泻　　D. 心肌梗死

E. 肺源性心脏病

27. 吗啡对中枢神经系统的药理作用包括(　　)。

A. 镇痛镇静　　B. 镇咳

C. 抑制呼吸　　D. 缩瞳

E. 恶心呕吐

28. 关于可待因正确的说法是(　　)。

A. 镇痛强度为吗啡的 1/12　　B. 镇咳强度为吗啡的 1/4

C. 无成瘾性　　D. 中枢镇咳药

E. 中度疼痛

二、简答题

简述吗啡的药理作用与临床应用。

三、案例分析题

患者,女,36 岁,因车祸致左侧胫骨骨折入院,行手术治疗。术后服用氨酚待因(含对乙酰氨基酚 325 g,可待因 30 mg),每 3 小时 1 次镇痛,效果不佳,患者仍诉疼痛。改用吗啡 10 mg 肌内注射,疼痛缓解。

问题:

1. 患者术后服用氨酚待因镇痛为何效果不佳?

2. 改用吗啡后疼痛为何缓解?

3. 服用吗啡过程中应如何进行用药护理?

【参考答案】

一、选择题

A 型题(最佳选择题)

1. A　2. A　3. E　4. B　5. B　6. D　7. C

8. C　9. B　10. E　11. E　12. D　13. A　14. B

B 型题(配伍选择题)

15. E　16. A　17. B　18. C　19. A　20. B　21. D

22. E　23. A　24. C

X型题(多项选择题)

25. ABCE　26. ABCD　27. ABCDE　28. ABDE

二、简答题

简述吗啡的药理作用与临床应用。

【药理作用】

(1) 镇痛、镇静：强大的镇痛作用，对各种疼痛都有效(神经痛除外)、明显镇静作用，能消除疼痛引起的紧张、焦虑和恐惧等情绪反应。

(2) 抑制呼吸：抑制呼吸，呼吸频率减慢。

(3) 镇咳：直接抑制延脑咳嗽中枢，使咳嗽反射减弱或消失。

(4) 扩张血管：扩张血管及降低外周阻力，可引起直立性低血压。

(5) 兴奋平滑肌：提高胃肠平滑肌张力，胃排空延缓，肠蠕动减弱。

【临床应用】

(1) 镇痛：治疗急性锐痛，对多种疼痛均有效。

(2) 治疗心源性哮喘：辅助治疗。

(3) 止泻：急、慢性消耗性腹泻。

三、案例分析题

1. 对乙酰氨基酚属于非甾体抗炎药，可待因为阿片类镇痛药，通过不同作用机制发挥镇痛作用，联合用药具有协同作用，但只对轻中度疼痛有效，对中重度疼痛效果不佳。

2. 吗啡为强阿片类镇痛药，对急性镇痛有效。创伤后炎症常在48～72小时达高峰，之后疼痛明显减轻，可根据需要调整吗啡剂量。

3. 应用吗啡过程中应注意监测呼吸、心率，注意常见的不良反应，如恶心、呕吐、便秘、尿潴留、直立性低血压等。

第16章 CHAPTER 16

解热镇痛抗炎药和抗痛风药

【学习要求】

1. 掌握阿司匹林的作用、应用、不良反应和用药注意事项。

2. 熟悉对乙酰氨基酚、吲哚美辛、布洛芬、吡罗昔康的作用、特点和用途。

3. 熟悉解热镇痛抗炎药的合理用药原则。

【自测习题】

一、选择题

A 型题(最佳选择题)

1. 对乙酰氨基酚的药理作用特点是(　　)。

A. 抗炎作用强,而解热镇痛作用很弱

B. 解热镇痛作用温和持久,抗炎、抗风湿作用很弱

C. 抑制血栓形成

D. 对 COX-2 的抑制作用比 COX-1 强

E. 大剂量可减少肾小管对尿酸盐的再吸收

2. 儿童感冒发热,首选的解热镇痛药是(　　)。

A. 阿司匹林　　B. 吲哚美辛

C. 地西泮　　D. 保泰松

E. 对乙酰氨基酚

3. 解热镇痛抗炎药的作用机制是(　　)。

A. 直接抑制中枢神经系统　　B. 抑制 PG 的生物合成
C. 减少 PG 的分解代谢　　D. 阻断 PG 受体
E. 直接对抗 PG 的生物活性

4. 解热镇痛药的解热作用,正确的是(　　)。
A. 能使发热患者体温降到正常水平
B. 能使发热患者体温降到正常以下
C. 能使正常人体温降到正常以下
D. 必须配合物理降温措施
E. 配合物理降温,能将体温降至正常以下

5. 阿司匹林可以抑制(　　),从而发挥解热镇痛作用。
A. 脂蛋白酶　　B. 脂肪氧合酶
C. 磷酯酶　　D. 环氧酶
E. 单胺氧化酶

6. 阿司匹林用于急性风湿热治疗时常用(　　)。
A. 大剂量　　B. 中剂量
C. 极量　　D. 小剂量
E. 任何剂量

7. 阿司匹林抗血栓形成的机理是(　　)。
A. 直接对抗血小板聚集
B. 环氧酶失活,减少 TXA_2生成,产生抗血栓形成作用
C. 降低凝血酶活性
D. 激活抗凝血酶
E. 增强维生素 K 的作用

8. 下列药物中,几乎没有抗炎抗风湿作用的药物是(　　)。
A. 阿司匹林　　B. 保泰松
C. 吲哚美辛　　D. 布洛芬
E. 对乙酰氨基酚

9. 大剂量阿司匹林可用于治疗(　　)。
A. 预防心肌梗死　　B. 预防脑血栓形成
C. 手术后的血栓形成　　D. 风湿性关节炎

E. 肺栓塞

10. 临床上不把保泰松作为抗风湿首选药，是因为(　　)。

A. 保泰松抗风湿作用较弱

B. 保泰松造价昂贵

C. 保秦松的蛋白结合率太低

D. 保泰松的不良反应多且严重

E. 保泰松口服不易吸收

11. 对乙酰水杨酸的叙述不正确的是(　　)。

A. 易引起恶心、呕吐、胃出血

B. 抑制血小板聚集

C. 可引起"阿司匹林哮喘"

D. 儿童易引起瑞夷综合征

E. 中毒时应酸化尿液，加速排泄

B 型题(配伍选择题)

[12～13]

A. 抑制外周前列腺素的合成

B. 不影响 P 物质的释放

C. 阻断痛觉神经冲动的传导

D. 直接作用于痛觉感受器，降低其对致痛物质的敏感性

E. 抑制中枢神经系统，引起痛觉消失

12. 阿司匹林的镇痛作用机制主要是(　　)。

13. 吗啡的镇痛作用机制主要是(　　)。

[14～15]

A. 吗啡　　B. 对乙酰氨基酚

C. 塞来昔布　　D. 卡托普利

E. 奎尼丁

14. 能选择性抑制 COX-2 的药物是(　　)。

15. 能非选择性抑制 COX-2 的药物是(　　)。

[16～17]

A. 阿司匹林　　B. 布洛芬

C. 尼美舒利　　D. 吡罗昔康

E. 保泰松

16. 在小剂量时有抑制血栓形成作用的药物是(　　)。

17. 对COX-2的抑制作用选择性较高的药物是(　　)。

[18～20]

A. 阿司匹林　　B. 对乙酰氨基酚

C. 吲哚美辛　　D. 保泰松

E. 布洛芬

18. 主要用于解热镇痛无抗炎作用的药物是(　　)。

19. 抗炎抗风湿作用强、解热镇痛作用较弱的药物是(　　)。

20. 广泛用于解热镇痛和抗炎抗风湿无水杨酸反应的药物是(　　)。

X型题(多项选择题)

21. 下列解热镇痛抗炎药中,属于选择性诱导型环氧酶抑制药的是(　　)。

A. 尼美舒利　　B. 阿司匹林

C. 吡罗昔康　　D. 塞来昔布

E. 吲哚美辛

22. 非选择性环氧酶抑制药有(　　)。

A. 布洛芬　　B. 舒林酸

C. 吡罗昔康　　D. 尼美舒利

E. 吲哚美辛

23. 下列关于阿司匹林的作用,正确的是(　　)。

A. 抗炎作用　　B. 镇痛作用

C. 解热作用　　D. 抗血小板聚集作用

E. 抑制呼吸作用

24. 阿司匹林的不良反应有(　　)。

A. 瑞夷综合征

B. 胃肠道反应

C. 荨麻疹、血管神经性水肿等过敏反应

D. 促进氯化钠与水的再吸收,引起水肿

E. 甲状腺肿大

二、简答题

简述阿司匹林的不良反应。

三、案例分析题

患者,女,50岁,诊断为类风湿性关节炎,给予阿司匹林6 g,一日3次,饭后服。2天后,患者关节肿胀疼痛明显缓解。1个月之后患者出现上腹部胀痛、反酸、恶心、呕吐,近日刷牙时牙龈出血,并伴有黏膜出血,并未作处理。后因腹痛、黑便入院。胃镜检查提示十二指肠球部溃疡。

问题:

1. 该患者选用阿司匹林治疗是否正确,为什么?

2. 如何解释口才服用阿司匹林后出现的症状,如何处理?

3. 继续治疗应如何选药,依据是什么?

【参考答案】

一、选择题

A型题(最佳选择题)

1. B　2. E　3. B　4. A　5. D　6. A　7. B

8. E　9. D　10. D　11. B

B型题(配伍选择题)

12. A　13. C　14. C　15. B　16. A　17. C　18. B

19. D　20. E

X型题(多项选择题)

21. AD　22. ABCE　23. ABCD　24. ABC

二、简答题

简述阿司匹林的不良反应。

(1) 胃肠道反应:最为常见,如恶心、呕吐,大剂量诱发胃溃疡和胃出血。

(2) 凝血障碍:常用可抗血小板聚集,延长出血时间。

(3) 过敏反应:阿司匹林哮喘。

(4) 水杨酸反应：头痛、眩晕、恶心、呕吐，耳鸣，视、听力减退，即水杨酸中毒的表现。

(5) 瑞夷综合征：急性肝脂肪变性-脑病综合征，可用对乙酰氨基酚代替。

三、案例分析题

1. 阿司匹林通过抑制COX、减少PG合成而发挥较强的解热、镇痛、抗炎抗风湿作用，是治疗类风湿关节炎的一线药物。

2. 阿司匹林为非选择性COX抑制药，其解热、镇痛、抗炎抗风湿作用主要与抑制COX-2有关，而抑制COX-1则成为其引起胃肠道反应、血液系统反应等的原因。患者服用大剂量阿司匹林后引起严重胃肠道反应和出血，应停服并进行抗溃疡治疗。

3. 溃疡愈合后，为控制类风湿关节炎的症状，需继续服用NASIDs，可选用选择性COX-2抑制药尼美舒利，因其对COX-2有较强的选择性抑制作用，故抗炎作用强、胃肠道反应少且轻微。

第17章 CHAPTER 17 中枢兴奋药和改善脑代谢药

【学习要求】

1. 掌握中枢兴奋药的用药原则。
2. 熟悉咖啡因、尼可刹米、二甲弗林的作用特点、应用和主要不良反应。

【自测习题】

选择题

A 型题(最佳选择题)

1. 用于各种原因所致的中枢性呼吸抑制的急救药是(　　)。

A. 咖啡因　　B. 尼可刹米

C. 士的宁　　D. 哌甲酯

E. 匹莫林

2. CO 中毒首选的药物是(　　)。

A. 洛贝林　　B. 回苏灵

C. 氯酯醒　　D. 尼可刹米

E. 哌甲酯

【参考答案】

选择题

A 型题(最佳选择题)

1. B　2. A

第 4 篇

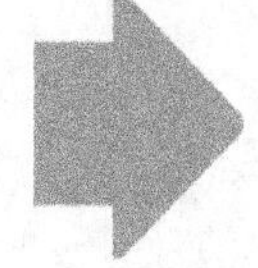

心血管系统药物

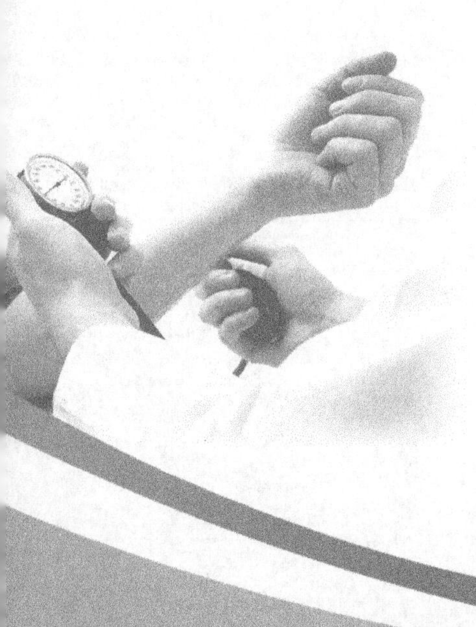

第18章 CHAPTER 18

利尿药与脱水药

【学习要求】

1. 掌握呋塞米、氢氯噻嗪、脱水药的药理作用、临床应用、不良反应和注意事项。

2. 熟悉螺内酯和氨苯蝶啶的利尿特点、临床应用。

【自测习题】

一、选择题

A 型题(最佳选择题)

1. 呋塞米利尿的主要部位是(　　)。

A. 近曲小管近端　　B. 远曲小管远端

C. 肾小管髓襻升支粗段　　D. 集合管

E. 肾小球

2. 氢氯噻嗪的主要作用部位在(　　)。

A. 近曲小管　　B. 集合管

C. 髓襻升支　　D. 髓襻升支粗段

E. 远曲小管的近端

3. 螺内酯临床常用于(　　)。

A. 脑水肿　　B. 急性肾功能衰竭

C. 醛固酮升高引起的水肿　　D. 尿崩症

E. 高血压

4. 能升高血钾的利尿药是(　　)。

A. 呋塞米　　B. 氢氯噻嗪
C. 乙酰唑胺　　D. 氨苯蝶啶
E. 甘露醇

5. 关于噻嗪类利尿药,叙述错误的是(　　)。

A. 痛风患者慎用　　B. 糖尿病患者慎用
C. 可引起低钙血症　　D. 肾功能不良者禁用
E. 可引起血氨升高

6. 属于保钾利尿药的是(　　)。

A. 氢氯噻嗪　　B. 螺内酯
C. 甘露醇　　D. 呋塞米
E. 乙酰唑胺

7. 易引起低血钾的利尿药是(　　)。

A. 山梨醇　　B. 阿米洛利
C. 氢氯噻嗪　　D. 氨苯蝶啶
E. 螺内酯

8. 治疗脑水肿的首选药是(　　)。

A. 甘露醇　　B. 螺内酯
C. 呋塞米　　D. 氯噻嗪
E. 氢氯噻嗪

9. 可引起男子乳房女性化和妇女多毛症的药物是(　　)。

A. 甘露醇　　B. 螺内酯
C. 呋塞米　　D. 糖皮质激素
E. 氢氯噻嗪

B 型题(配伍选择题)

[10～12]

A. 呋喃苯胺酸　　B. 乙酰唑胺
C. 安体舒通　　D. 氨苯蝶啶
E. 甘露醇

10. 脱水和渗透利尿作用较强的药物是(　　)。

11. 可与醛固酮竞争醛固酮受体的药物是(　　)。

12. 可直接抑制钠离子选择性通道的药物是(　　)。

[13～15]

A. 螺内酯　　B. 甘露醇

C. 氨苯蝶啶　　D. 阿米洛利

E. 呋塞米

13. 治疗急性肾功能衰竭的药物是(　　)。

14. 治疗醛固酮升高引起的顽固性水肿的药物是(　　)。

15. 治疗脑水肿、降低颅内压的首选药物是(　　)。

[16～17]

A. 呋塞米　　B. 氨苯蝶啶

C. 乙酰唑胺　　D. 氢氯噻嗪

E. 螺内酯

16. 严重水肿可使用的药物是(　　)。

17. 高血压可使用的药物是(　　)。

[18～21]

A. 甘露醇　　B. 氢氯噻嗪

C. 呋塞米　　D. 阿米洛利

E. 螺内酯

18. 可单独用于轻度、早期高血压的药物是(　　)。

19. 竞争性结合醛固酮受体的药物是(　　)。

20. 糖尿病患者应慎用的药物是(　　)。

21. 因作用弱,常与其他利尿药合用的药物是(　　)。

X型题(多项选择题)

22. 呋塞米的不良反应是(　　)。

A. 低血钾　　B. 低血容量

C. 低血钠　　D. 低血镁

E. 低血糖

23. 甘露醇可用于(　　)。

A. 预防急性肾功能衰竭　　B. 利尿辅助药

C. 青光眼　　D. 脑水肿

E. 心性水肿

24. 呋塞米的临床应用包括(　　)。

A. 严重、顽固性水肿　　B. 急性肺水肿、脑水肿

C. 防治肾功能不全(少尿期)　　D. 加速毒物排泄

E. 高钙血症

二、简答题

1. 简述呋塞米的药理作用、临床应用与不良反应。

2. 简述中效能利尿药氢氯噻嗪的药理作用与临床应用。

【参考答案】

一、选择题

A 型题(最佳选择题)

1. C　2. E　3. C　4. D　5. C　6. B　7. C

8. A　9. B

B 型题(配伍选择题)

10. E　11. C　12. D　13. E　14. A　15. B　16. A

17. D　18. B　19. E　20. B　21. D

X 型题(多项选择题)

22. ABCD　23. ACD　24. ABCDE

二、简答题

1. 简述呋塞米的药理作用、临床应用与不良反应。

【药理作用】

(1) 利尿作用：强大而迅速。

(2) 扩张血管：对血管有直接扩张作用。

【临床应用】

(1) 急性肺水肿和脑水肿：急性左心衰引起、减少血容量。

(2) 其他严重水肿：可用于心、肝、肾性水肿，易引起电解质紊乱。

(3) 急性肾衰竭：冲洗小管，防止肾小管坏死，扩张血管，增加血流量。

(4) 加速某些毒物排泄：水杨酸等中毒，强迫利尿排毒。

【不良反应】

(1) 水与电解质紊乱：过度利尿引起。

(2) 耳毒性：大量静脉注射时易发生，可引起眩晕、耳鸣、听力下降甚至耳聋。

(3) 胃肠反应：恶心、呕吐、上腹不适及胃肠出血等。

2. 简述中效能利尿药氢氯噻嗪的药理作用与临床应用。

【药理作用】

(1) 利尿作用：温和持久。

(2) 抗利尿作用：减少尿崩症患者的尿量。

(3) 降压作用：基础降压药，广泛用于高血压。

【临床应用】

(1) 水肿：用于各种原因的水肿，轻中度心源性水肿。

(2) 高血压：为基础降压药。

(3) 尿崩症：对肾性尿崩症和加压素无效的中枢性尿崩症有效。

第19章 CHAPTER 19

抗高血压药

【学习要求】

1. 掌握抗高血压药的分类。

2. 掌握氢氯噻嗪、硝苯地平、哌唑嗪、普萘洛尔、卡托普利的作用特点、临床应用和不良反应。

3. 掌握氢氯噻嗪、硝苯地平、哌唑嗪、普萘洛尔、卡托普利的用药注意事项。

4. 熟悉其他抗高血压药的应用特点和不良反应。

5. 熟悉抗高血压药的临床选用原则。

【自测习题】

一、选择题

A 型题(最佳选择题)

1. 易引起顽固性干咳的抗高血压药是(　　)。

A. 普萘洛尔　　B. 卡托普利

C. 氯沙坦　　D. 氨氯地平

E. 米诺地尔

2. 患者,女,57 岁。高血压病史 20 年,伴慢性心功能不全,给予地高辛每日维持量治疗,突然出现窦性心动过缓,宜选用的治疗药物是(　　)。

A. 苯妥英钠　　B. 阿托品

C. 维拉帕米　　D. 普萘洛尔

E. 胺碘酮

3. 具有预防和逆转血管平滑肌增殖及左心室肥厚的抗高血压药物是(　　)。

A. 利尿剂　　B. 钙通道阻滞剂

C. 血管紧张素转换酶抑制剂　　D. β肾上腺素受体阻断剂

E. α肾上腺素受体阻断剂

4. 不属于抗高血压药物的是(　　)。

A. 肾素抑制药　　B. 血管收缩药

C. 血管紧张素转化酶抑制药　　D. α、β受体阻断药

E. 利尿药

5. 伴有脑血管病的高血压患者宜用(　　)。

A. 硝苯地平　　B. 维拉帕米

C. 尼莫地平　　D. 尼群地平

E. 非洛地平

6. 卡托普利的主要降压机理是(　　)。

A. 抑制血管紧张素转化酶　　B. 促进前列腺素 I_2 的合成

C. 抑制缓激肽的水解　　D. 抑制醛固酮的释放

E. 抑制内源性阿片肽的水解

7. 伴有冠心病的高血压患者宜用(　　)。

A. 硝苯地平　　B. 维拉帕米

C. 尼莫地平　　D. 尼群地平

E. 非洛地平

8. 可乐定的降压机制是(　　)。

A. 激动中枢突触后膜和外周突触前膜 α_2 受体

B. 激动外周 α_1 受体

C. 影响 NA 释放

D. 扩张血管

E. 阻断 α_1 受体

9. 对α和β受体均有阻断作用的药物是(　　)。

A. 酚妥拉明　　B. 普萘洛尔

C. 拉贝洛尔　　D. 去甲肾上腺素

E. 哌唑嗪

10. 对心律失常和高血压均有效的药物是(　　)。

A. 拉贝洛尔　　B. 肼屈嗪

C. 普萘洛尔　　D. 利血平

E. 硝普钠

11. 氯沙坦降压作用机理是(　　)。

A. 阻断 α 受体　　B. 阻断 β 受体

C. 阻断 AT_1受体　　D. 阻断 AT_2受体

E. 阻断 I_1受体

12. 对肾功能影响较小的抗高血压药是(　　)。

A. 胍乙啶　　B. 利血平

C. 卡托普利　　D. 肼屈嗪

E. β 受体阻断剂

13. 患者,男,51 岁。体检诊断为高血压,并伴有左心室肥厚,该患者最宜服用的抗高血压药物是(　　)。

A. 钙拮抗剂　　B. 利尿药

C. 神经节阻断药　　D. 中枢性降压药

E. 血管紧张素转换酶抑制剂

B 型题(配伍选择题)

[14～15]

A. 可乐定　　B. 利血平

C. 哌唑嗪　　D. 肼屈嗪

E. 卡托普利

14. 抑制血管紧张素转化酶的药物是(　　)。

15. 直接舒张小动脉平滑肌的药物是(　　)。

[16～17]

A. 利舍平　　B. 氢氯噻嗪

C. 硝苯地平　　D. 肼屈嗪

E. 可乐定

16. 抑制血管平滑肌和心肌细胞 Ca^{2+} 内流的降压药是(　　)。

17. 直接舒张小动脉平滑肌的降压药是(　　)。

[18～20]

A. 硝普钠　　B. 肼屈嗪

C. 哌唑嗪　　D. 可乐定

E. 普萘洛尔

18. 选择性阻断 α_1 受体,而使小动脉和小静脉平滑肌松弛的药物是(　　)。

19. 对小动脉平滑肌有直接松弛作用的药物是(　　)。

20. 对小动脉和小静脉平滑肌都有直接松弛作用的药物是(　　)。

[21～22]

A. 卡托普利　　B. 普萘洛尔

C. 哌唑嗪　　D. 氯沙坦

E. 硝苯地平

21. 口服有效的 AT_1 拮抗药是(　　)。

22. 血管紧张素转化酶抑制药是(　　)。

X 型题(多项选择题)

23. 卡托普利治疗高血压的作用机制有(　　)。

A. 抑制血管紧张素转换酶活性　　B. 减少醛固酮分泌

C. 减少缓激肽水解　　D. 抑制血管平滑肌增殖

E. 阻断血管紧张素 AT_1 受体

24. 血管紧张素Ⅰ转化酶抑制剂具有(　　)。

A. 血管扩张作用

B. 增加尿量

C. 逆转慢性心功能不全的心肌肥厚

D. 降低慢性心功能不全患者的死亡率

E. 止咳作用

25. 直接作用于血管平滑肌的抗高血压药物有(　　)。

A. 哌唑嗪　　B. 肼屈嗪

C. 双肼屈嗪　　D. 胍乙啶

E. 硝普钠

26. 硝苯地平的特点是(　　)。

A. 对轻、中、重度高血压患者均有降压作用

B. 降压时伴有反射性心率加快和心搏出量增加

C. 可增高血浆肾素活性

D. 合用β受体阻断药可增其降压作用

E. 对正常血压者有降压作用

二、简答题

根据药物作用部位和机制的不同可将抗高血压药物分为几类？请分别列举代表药物。

三、案例分析题

某高血压患者到社区门诊就医，查心率 58 次/分，血压 165/100 mmHg，伴糖尿病，其他检查未见异常。医生给予氢氯噻嗪、卡托普利、普萘洛尔联合治疗。

问题：上述给药是否正确，为什么？如有不妥，应如何用药？

【参考答案】

一、选择题

A 型题(最佳选择题)

1. B　2. B　3. C　4. B　5. C　6. A　7. A

8. A　9. C　10. C　11. C　12. D　13. E

B 型题(配伍选择题)

14. E　15. D　16. C　17. D　18. C　19. B　20. A

21. D　22. A

X 型题(多项选择题)

23. ABCD　24. ABCD　25. BCE　26. ABCD

二、简答题

根据药物作用部位和机制的不同可将抗高血压药物分为几类？请分别列举代表药物。

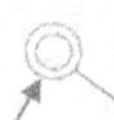

（1）利尿药：氢氯噻嗪。

（2）交感神经抑制药：

① 中枢性降压药：可乐定、利美尼定。

② 去甲肾上腺素能神经末梢阻滞药：利舍平、胍乙啶。

③肾上腺素受体拮抗药：

A. β受体拮抗药：普萘洛尔。

b. α受体拮抗药：哌唑嗪。

c. α和β受体拮抗药：拉贝洛尔。

（3）肾素-血管紧张素-醛固酮系统抑制药：

① 血管紧张素转化酶抑制药：卡托普利。

② 血管紧张素Ⅱ受体拮抗药：氯沙坦。

（4）钙通道阻滞药：硝苯地平、氨氯地平。

（5）血管扩张药：肼屈嗪、米诺地尔。

三、案例分析题

由于患者心率慢，此时应用普萘洛尔降压会使心率更慢；另外患者伴有糖尿病，本身会存在糖、脂代谢的障碍，而氢氯噻嗪可引起高糖、高脂，加重代谢障碍，故上述药物使用是不妥的。

可以应用其他降压药如吲达帕胺等不会引起心率慢和代谢障碍的药物。

第20章 CHAPTER 20

抗充血性心力衰竭药

【学习要求】

1. 掌握地高辛对心脏的作用、临床应用、不良反应及中毒防治、用药方法及用药注意事项。

2. 熟悉其他正性肌力药、血管紧张素转换酶抑制药的作用特点、临床应用和不良反应。

3. 了解血管扩张药治疗心功能不全的特点。

【自测习题】

一、选择题

A 型题(最佳选择题)

1. 地高辛对心脏的作用不包括(　　)。

A. 加强心肌收缩力　　B. 减慢心率
C. 减慢传导　　D. 抑制左心室肥厚
E. 降低自律性

2. 能有效地防止和逆转心衰患者的心肌重构的药物是(　　)。

A. 地高辛　　B. 多巴酚丁胺
C. 米力农　　D. 氢氯噻嗪
E. 依那普利

3. 通过阻断血管紧张素Ⅱ受体而治疗慢性心功能不全的药物是(　　)。

A. 地高辛　　B. 氨力农
C. 氯沙坦　　D. 美托洛尔
E. 卡托普利

4. 血管扩张药治疗心力衰竭的药理学依据主要是(　　)。
A. 减少心肌耗氧　　B. 降低心排出量
C. 降低心脏前后负荷　　D. 扩张冠脉,增加心肌供氧
E. 降低血压,反射性兴奋交感神经

5. 下列关于强心苷对心肌耗氧量的描述,正确的是(　　)。
A. 对正常和衰竭心脏的心肌耗氧量均无明显影响
B. 可增加正常和衰竭心脏的心肌耗氧量
C. 可减少正常和衰竭心脏的心肌耗氧量
D. 仅减少衰竭心脏的心肌耗氧量
E. 仅减少正常人的心肌耗氧量

6. 下列关于强心苷的叙述,正确的是(　　)。
A. 其极性越大,口服吸收率越高
B. 强心苷的作用与交感神经递质及其受体有关
C. 具有正性频率作用
D. 安全范围小,易中毒
E. 可用于室性心动过速

7. 下列选项中,(　　)不是强心苷的作用机制。
A. 抑制 Na^+,K^+-ATP 酶
B. 使细胞内 Na^+ 减少,K^+ 增多
C. 使细胞内 Na^+ 增多,K^+ 减少
D. 使细胞内 Ca^{2+} 增多
E. 促使肌浆网 Ca^{2+} 释放

8. 强心苷对(　　)疗效最好。
A. 甲状腺功能亢进引起的心功能不全
B. 高度二尖瓣狭窄引起的心功能不全
C. 伴有心房扑动、颤动的心功能不全
D. 严重贫血引起的心功能不全

E. 缩窄性心包炎引起的心功能不全

9. 强心苷正性肌力作用特点叙述不正确的是(　　)。

A. 直接作用
B. 使心肌收缩增强而敏捷
C. 提高心脏做功效率,心输出量增加
D. 使衰竭心脏耗氧量减少
E. 使正常心脏耗氧量减少

10. 强心苷中毒最早出现的症状是(　　)。

A. 色视
B. 厌食、恶心和呕吐
C. 眩晕、乏力和视力模糊
D. 房室传导阻滞
E. 神经痛

11. 治疗强心苷中毒所致的快速性心律失常宜用(　　)。

A. 普萘洛尔
B. 维拉帕米
C. 苯妥英钠
D. 奎尼丁
E. 胺碘酮

B 型题(配伍选择题)

[12～13]

A. 抑制房室传导
B. 加强心肌收缩力
C. 抑制窦房结
D. 缩短心房的有效不应期
E. 加快房室传导

12. 强心苷治疗心力衰竭的药理学基础是(　　)。

13. 强心苷治疗心房扑动的药理学基础是(　　)。

X 型题(多项选择题)

14. 关于 ACE 抑制剂治疗 CHF 叙述正确的是(　　)。

A. 能防止和逆转心肌肥厚
B. 能消除或缓解 CHF 症状
C. 可明显降低病死率
D. 可引起低血压和减少肾血流量
E. 是治疗收缩性 CHF 的基础药物

15. 地高辛心脏毒性的诱因包括(　　)。

A. 低血钾
B. 高血钙
C. 低血镁
D. 低血钠

E. 高血钾

16. 强心苷对心衰患者心脏的正性肌力作用特点包括(　　)。

A. 延长舒张期　　B. 延长收缩期

C. 减少心输出量　　D. 增加心输出量

E. 降低外周阻力和心肌耗氧量

17. 治疗量的强心苷对心肌电生理特性的影响包括(　　)。

A. 降低窦房结自律性

B. 减慢房室结传导

C. 降低浦肯野纤维的自律性

D. 缩短浦肯野纤维有效不应期

E. 缩短心房有效不应期

二、简答题

1. 简述强心苷类药物对心脏的作用。

2. 简述强心苷类药物的临床应用及不良反应。

三、案例分析题

患者,男,78 岁。因冠心病、心力衰竭来院就诊。查心率 108 次/分,血压 165/102 mmHg,伴糖尿病,其他未见异常。入院后给予一级护理,低盐、糖尿病饮食,用氢氯噻嗪。地高辛、卡托普利、普萘洛尔联合治疗。

问题:上述给药是否正确?用药应注意什么?

【参考答案】

一、选择题

A 型题(最佳选择题)

1. D　2. E　3. C　4. C　5. D　6. D　7. B

8. C　9. E　10. B　11. C

B 型题(配伍选择题)

12. B　13. D

X 型题(多项选择题)

14. ABCE　15. ABC　16. ADE　17. ABDE

二、简答题

1. 简述强心苷类药物对心脏的作用。

(1) 正性肌力作用：加强心肌收缩力。

(2) 负性频率作用：减慢心率，加强心肌收缩力，增加心排血量。

(3) 负性传导作用：减慢房室传导，反射性兴奋迷走神经，减慢房室传导。

(4) 其他：强心苷对心衰患者具有利尿和扩血管作用。

2. 简述强心苷类药物的临床应用及不良反应。

【临床应用】

(1) 心力衰竭：心脏负荷过重引起的心力衰竭及伴有心房颤动和心室率快的心力衰竭。

(2) 某些心律失常：阵发性室上性心动过速等。

【不良反应】

(1) 心脏毒性：包括原有心衰症状的加重和各种类型心律失常的发生，严重者可出现室性心动过速、心室纤颤。

(2) 胃肠道反应：强心苷中毒的最早期表现之一，表现为恶心、呕吐、腹泻。

(3) 神经系统症状：视觉异常是强心苷中毒的特有症状。

三、案例分析题

本案例患者心率快、血压高并伴糖尿病，用药时及用药护理时都应该给予注意。本案例所用药物中有影响糖、脂代谢的药物——氢氯噻嗪，另外因同时应用强心苷，要注意血钾水平。患者虽然心率快、血压高，使用普萘洛尔是可以的，但应注意心脏收缩力及心排血量的问题，具体要视病情而定。

第21章 CHAPTER 21

抗心律失常药

【学习要求】

1. 掌握利多卡因、普萘洛尔、维拉帕米、胺碘酮的适应证和不良反应。
2. 熟悉利多卡因、普萘洛尔、维拉帕米、胺碘酮的用药注意事项。
3. 熟悉奎尼丁、苯妥英钠的临床应用、不良反应及防治。
4. 了解其他药物的应用和不良反应。

【自测习题】

一、选择题

A 型题(最佳选择题)

1. 关于I_a类抗心律失常药物的描述,不正确的是(　　)。

A. 抑制Na^+内流和促进K^+外流　　B. 减慢 0 相去极化速度

C. 延长 APD 和 ERP　　D. 降低膜反应性

E. 适度阻滞钠通道

2. 胺碘酮抗心律失常的作用机制是(　　)。

A. 提高窦房结和浦肯野纤维的自律性

B. 加快浦肯野纤维和窦房结的传导速度

C. 缩短心房和浦肯野纤维的动作电位时程、有效不应期

D. 阻滞心肌细胞Na^+、K^+、Ca^{2+}通道

E. 激动 α 及 β 受体

3. 下列关于胺碘酮的描述,不正确的是(　　)。

A. 是广谱抗心律失常药
B. 能明显抑制复极过程
C. 主要经肾脏排泄
D. 在肝中代谢
E. 长期用药后患者角膜可有黄色微粒沉着

4. 下列有关奎尼丁叙述,不正确的是(　　)。
A. 抑制 Na^+ 内流和 K^+ 外流
B. 可用于治疗房扑和房颤
C. 具有抗胆碱和 α 受体阻断作用
D. 可用于强心苷中毒
E. 常见胃肠道反应及心脏毒性

5. 不能阻滞 Na^+ 通道的抗心律失常药物是(　　)。
A. 奎尼丁
B. 利多卡因
C. 普罗帕酮
D. 普萘洛尔
E. 胺碘酮

6. 不能用于治疗室上性心律失常的药物是(　　)。
A. 丙吡胺
B. 普罗帕酮
C. 维拉帕米
D. 利多卡因
E. 普萘洛尔

7. 轻度阻滞 Na^+ 通道的药物是(　　)。
A. 利多卡因
B. 普鲁卡因胺
C. 普萘洛尔
D. 胺碘酮
E. 丙吡胺

8. 患者,女,41 岁。过度劳累后出现心慌、气短,心电图显示阵发性室性心动过速,宜选用的抗心律失常药物是(　　)。
A. 普萘洛尔
B. 利多卡因
C. 维拉帕米
D. 异丙吡胺
E. 苯妥英钠

9. 维拉帕米对(　　)疗效最好。
A. 房室传导阻滞
B. 阵发性室上性心动过速
C. 强心苷中毒所致心律失常
D. 室性心动过速
E. 室性期前收缩

10. 维拉帕米的药理作用是(　　)。

A. 促进 Ca^{2+} 内流

B. 增加心肌收缩力

C. 直接抑制 Na^{+} 内流

D. 降低窦房结和房室结的自律性

E. 升高血压

11. 能引起金鸡纳反应的药物是(　　)。

A. 胺碘酮　　B. 普鲁卡因胺

C. 奎尼丁　　D. 普萘洛尔

E. 普罗帕酮

12. 患者,男,32 岁。长期工作劳累,睡眠不足,出现心慌、心悸,心电图显示窦性心动过速,宜选用的抗心律失常药物是(　　)。

A. 奎尼丁　　B. 普萘洛尔

C. 美西律　　D. 洋地黄

E. 苯妥英钠

B 型题(配伍选择题)

[13～15]

A. 地高辛抗体　　B. 考来烯胺

C. 氢氯噻嗪　　D. 阿托品

E. 苯妥英钠

13. 治疗地高辛中毒引起的快速性心律失常的药物是(　　)。

14. 治疗地高辛中毒引起的窦性心动过缓和传导阻滞的药物是(　　)。

15. 与洋地黄毒苷结合,能阻断肠肝循环,减轻中毒的药物是(　　)。

[16～19]

A. 普鲁卡因胺　　B. 苯妥英钠

C. 利多卡因　　D. 维拉帕米

E. 胺碘酮

16. 属于Ⅰ类抗心律失常药且具有抗癫痫作用的是(　　)。

17. 急性心肌梗死引起的室性心律失常首选药是(　　)。

18. 阵发性室上性心律失常首选药是(　　)。

19. 长期用药可引起红斑狼疮样症状的药物是(　　)。

X 型题(多项选择题)

20. 胺碘酮可引起的不良反应是(　　)。

A. 窦性心动过缓　　B. 甲状腺机能亢进

C. 甲状腺机能减退　　D. 角膜微粒沉着

E. 间质性肺炎

21. 胺碘酮的药理作用有(　　)。

A. 延长动作电位时程和有效不应期

B. 降低窦房结自律性

C. 阻滞 K^+ 通道

D. 加快心房和普肯野纤维的传导

E. 促进 Na^+、Ca^{2+} 内流

22. 下列关于奎尼丁的描述,正确的是(　　)。

A. 直接阻滞钠通道

B. 降低浦肯野纤维自律性

C. 治疗量可降低正常窦房结的自律性

D. 可降低心房、心室、浦肯野纤维的传导速度

E. 可延长心房、心室、浦肯野纤维的 ERP

23. 下列关于利多卡因的叙述,正确的是(　　)。

A. 对心脏的直接作用是抑制 Na^+ 内流,促进 K^+ 外流

B. 降低浦肯野纤维的自律性

C. 对传导速度的作用受药物浓度及体液电解质状态的影响

D. 相对延长有效不应期

E. 常静脉给药

24. 抗心律失常药物的基本电生理作用包括(　　)。

A. 降低自律性

B. 减少后除极与触发活动

C. 增加后除极与触发活动

D. 改变膜反应性与传导性

E. 改变ERP和APD从而减少折返

二、简答题

简述抗心律失常药物的分类及代表药物。

三、案例分析题

患者，女，25岁，患先天性心脏病，反复发生心衰4年，现因感冒出现心慌气短，不能平卧入院。查体时除先心病和心衰症状外，心电图检查显示为室上性心动过速。其他检查未见明显异常。入院后给予吸氧、强心苷类药物和利尿剂等治疗，心衰症状明显好转，但患者出现频繁期前收缩、室性心动过速。

问题：患者在心衰症状好转时出现心律失常，如果是治疗不当的话，最可能的原因是什么？此时最好选用什么药物治疗？

【参考答案】

一、选择题

A型题（最佳选择题）

1. A　2. D　3. C　4. D　5. D　6. D　7. A

8. B　9. B　10. D　11. C　12. B

B型题（配伍选择题）

13. E　14. D　15. B　16. B　17. C　18. D　19. A

X型题（多项选择题）

20. ABCDE　21. ABC　22. ABDE　23. ABCDE　24. ABDE

二、简答题

简述抗心律失常药物的分类及代表药物。

（1）Ⅰ类：钠通道阻滞药。

① $Ⅰ_a$类：适度阻滞钠通道，奎尼丁。

② $Ⅰ_b$类：轻度阻滞钠通道，利多卡因。

③ $Ⅰ_c$类：明显阻滞钠通道，普罗帕酮。

（2）Ⅱ类：β受体拮抗药，普萘洛尔。

（3）Ⅲ类：延长动作电位时程药，胺碘酮。

(3) Ⅳ类：钙通道阻滞药，维拉帕米。

三、案例分析题

本例患者在心衰治疗中使用了强心苷，如果是治疗不当，最可能的原因是强心苷中毒引起室性心律失常，此时可选择利多卡因、苯妥英钠治疗，尤其是后者。

第22章 CHAPTER 22

抗心绞痛药

【学习要求】

1. 掌握硝酸酯类药的作用及其特点、作用机制、临床应用及不良反应。
2. 熟悉β受体阻断药及钙通道阻滞药的药理作用及临床用途。
3. 了解抗心绞痛药的分类。

【自测习题】

一、选择题

A型题(最佳选择题)

1. 硝酸甘油舒张血管平滑肌的作用机制是(   )。

A. 对血管的直接舒张作用

B. 产生一氧化氮(NO),使细胞内环磷酸鸟苷(cGMP)升高

C. 阻断α肾上腺素受体

D. 阻断β肾上腺素受体

E. 阻断 Ca^{2+} 通道

2. 硝酸酯类药物舒张血管的作用机制是(   )。

A. 阻断β受体　　B. 直接作用于血管平滑肌

C. 促进前列环素的生成　　D. 使NO产生增加

E. 阻断 Ca^{2+} 通道

3. 与硝酸甘油扩张血管作用无关的不良反应是(   )。

A. 心率加快　　B. 搏动性头痛

C. 体位性低血压　　D. 升高眼内压

E. 高铁血红蛋白血症

4. 硝酸酯类和钙通道阻滞药治疗心绞痛均能(　　)。

A. 减慢心率　　B. 扩张冠状动脉

C. 缩小心室容积　　D. 降低心肌耗氧量

E. 抑制心肌收缩力

5. 硝酸甘油抗心绞痛的机理主要是(　　)。

A. 选择性扩张冠脉,增加心肌供血

B. 阻断 β 受体,降低心肌耗氧量

C. 减慢心率,降低心肌耗氧量

D. 扩张动脉和静脉,降低耗氧量;扩张冠状动脉和侧支血管,改善局部缺血

E. 抑制心肌收缩力,降低心肌耗氧量

6. 硝酸酯类药物舒张血管的作用机制是(　　)。

A. 产生 NO,激活腺苷酯环化酶,使细胞内 cAMP 升高

B. 产生 NO,激活鸟苷酸环化酶,使细胞内 cGMP 升高

C. 抑制磷酸二酯酶

D. 激动血管平滑肌上的 β_2 受体,使血管扩张

E. 作用于平滑肌细胞的钾通道,使其开放

7. 患者,女,49 岁。胸闷、气短反复发作 3 月余,休息时突发胸骨后压榨性疼痛。心电图检查示 ST 段抬高,诊断为变异型心绞痛。应首选的药物是(　　)。

A. 普萘洛尔　　B. 硝酸甘油

C. 硝苯地平　　D. 吗啡

E. 阿司匹林

8. 不宜用于变异型心绞痛的药物(　　)。

A. 普萘洛尔　　B. 硝苯地平

C. 维拉帕米　　D. 硝酸甘油

E. 硝酸异山梨酯

9. 抗心绞痛药物的主要目的是(　　)。

A. 减慢心率

B. 缩小心室容积

C. 扩张冠脉

D. 降低心肌耗氧量

E. 抑制心肌收缩力

B型题(配伍选择题)

[10～11]

A. 硝酸甘油

B. 普萘洛尔

C. 硝苯地平

D. 地尔硫䓬

E. 双嘧达莫

10. 连续应用易产生耐受性的药物是(　　)。

11. 剂量过大会引起高铁血红蛋白血症的药物是(　　)。

[12～15]

A. 硝酸甘油

B. 硝苯地平

C. 普萘洛尔

D. 胍乙啶

E. 洛伐他汀

12. 通过抑制 Ca^{2+} 内流,对变异型心绞痛宜选择的药物是(　　)。

13. 变异型心绞痛不宜选用的药物是(　　)。

14. 可诱发和加重哮喘的药物是(　　)。

15. 不宜口服给药的药物是(　　)。

[16～17]

A. 普萘洛尔

B. 哌唑嗪

C. 硝苯地平

D. 硝酸甘油

E. 氯沙坦

16. 易产生耐受性的药物是(　　)。

17. 对伴有哮喘的心绞痛患者更适用的药物是(　　)。

[18～21]

A. 普萘洛尔

B. 硝苯地平

C. 维拉帕米

D. 地尔硫䓬

E. 硝酸甘油

18. 各种类型心绞痛都可选用(　　)。

19. 稳定型和不稳定型心绞痛都可选用(　　)。

20. 变异型心绞痛伴高血压者宜选用(　　)。

21. 变异型心绞痛不宜选用(　　)。

X 型题(多项选择题)

22. 硝酸甘油与普萘洛尔合用治疗心绞痛(　　)。

A. 能消除硝酸甘油引起的心率加快

B. 能消除普萘洛尔引起的心室容量增加

C. 可降低硝酸甘油引起的心肌收缩性增加

D. 可降低心内外膜血流比例

E. 可使侧支血流量减少

23. 硝酸甘油的不良反应包括(　　)。

A. 高铁血红蛋白血症　　B. 直立性低血压

C. 溶血性贫血　　D. 头痛

E. 眼内压升高

24. 硝酸甘油可用于治疗(　　)。

A. 心绞痛

B. 急性心肌梗死

C. 高血压

D. 静滴用于急性充血性心力衰竭

E. 预防心绞痛

二、简答题

1. 简述硝酸甘油的药理作用。

2. 简述硝酸甘油的临床应用和不良反应。

【参考答案】

一、选择题

A 型题(最佳选择题)

1. B　2. D　3. E　4. D　5. D　6. B　7. C　8. A　9. D

B 型题(配伍选择题)

10. A　11. A　12. B　13. C　14. C　15. A　16. D

17. C　18. E　19. C　20. B　21. A

X型题(多项选择题)

22. ABC　23. ABDE　24. ABDE

二、简答题

1. 简述硝酸甘油的药理作用。

(1) 扩张外周血管,降低心肌耗氧量。

(2) 增加缺血区心肌的血供:舒张较大的心外膜血管及动脉狭窄部位的侧支血管。

2. 简述硝酸甘油的临床应用和不良反应。

【临床应用】

(1) 防治各型心绞痛:适用于各种类型心绞痛的防治,既可用于缓解急性发作,又可作为预防用药。

(2) 治疗急性心肌梗死:对急性心肌梗死患者,能降低心肌耗氧量,增加缺血区的供血,缩小梗死范围。

(3) 治疗心力衰竭:扩张血管,降低心脏负荷而改善心力衰竭症状。

【不良反应】

(1) 血管舒张反应:颜面潮红,搏动性头痛。

(2) 耐受性:连续用药2～3周可产生耐受性,停药1～2周后可消失。

第5篇

血液系统与内脏器官系统药物

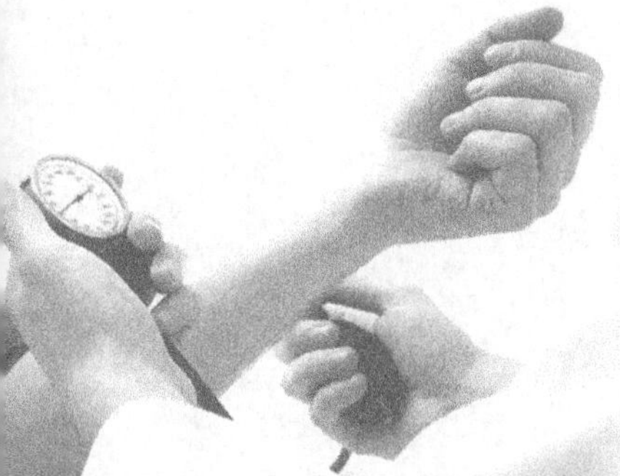

第23章 CHAPTER 23

作用于血液和造血器官的药物

【学习要求】

1. 掌握肝素、维生素 K、氨甲苯酸的作用、应用、不良反应及防治、用药注意事项。

2. 熟悉香豆素类、链激酶、尿激酶的作用、应用、不良反应及防治。

3. 掌握铁剂、叶酸和维生素 B_{12} 的作用、应用、不良反应及防治、用药注意事项。

【自测习题】

一、选择题

A 型题(最佳选择题)

1. 肝素的抗凝作用特点是(　　)。

A. 作用缓慢　　B. 体内、体外均有效

C. 仅在体外有效　　D. 仅在体内有效

E. 必须有维生素 K 辅助

2. 双嘧达莫最主要的抗凝作用机制是(　　)。

A. 抑制凝血酶

B. 抑制磷酸二酯酶,使 cAMP 降解减少

C. 激活腺苷酸环化酶,使 cAMP 生成增多

D. 激活纤溶酶

E. 抑制纤溶酶

3. 噻氯匹啶的作用机制是(　　)。

A. 阻止维生素 K 的作用

B. 增强抗凝血酶Ⅲ的作用

C. 激活纤溶酶

D. 抑制环加氧酶

E. 抑制血小板聚集

4. 对纤维蛋白有一定程度特异性的纤维蛋白溶解药是(　　)。

A. 组织纤溶酶原激活因子

B. 链激酶

C. 乙酰化纤溶酶原链激酶激活剂复合物

D. 尿激酶

E. 氨甲环酸

5. 对抗香豆素过量引起的出血可选用(　　)。

A. 垂体后叶素

B. 维生素 C

C. 鱼精蛋白

D. 维生素 K

E. 氨甲苯酸

6. 治疗弥漫性血管内凝血(DIC)选用的药物是(　　)。

A. 维生素 K

B. 肝素

C. 叶酸

D. 甲酰四氢叶酸钙

E. 双香豆素

7. 铁剂用于治疗(　　)。

A. 溶血性贫血

B. 巨幼红细胞贫血

C. 再生障碍性贫血

D. 缺铁性贫血

E. 以上都不是

8. 巨幼红细胞贫血首选(　　)。

A. 维生素 B_{12}

B. 维生素 B_6

C. 甲酰四氢叶酸钙

D. 叶酸＋维生素 B_{12}

E. 以上都不是

9. 口服铁剂最常见的不良反应是(　　)。

A. 胃肠道反应

B. 便秘

C. 坏死性胃肠炎

D. 血性腹泻

E. 血压下降

10. 叶酸可用于治疗(　　)。

A. 小细胞低色素性贫血

B. 妊娠期巨幼红细胞贫血

C. 溶血性贫血

D. 甲氨蝶呤、乙胺嘧啶所致巨幼红细胞贫血

E. 再生障碍性贫血

B型题(配伍选择题)

[11～13]

A. 肝素　　B. 华法林

C. 噻氯匹定　　D. 尿激酶

E. 维生素K

11. 仅在体内有凝血作用的药物是(　　)。

12. 可抑制血小板聚集和释放的药物是(　　)。

13. 在体内体外均有抗凝作用的药物是(　　)。

[14～15]

A. 抑制血小板聚集

B. 促进四氢叶酸类辅酶的循环利用

C. 抑制纤溶酶

D. 促进纤溶

E. 参与凝血因子合成

14. 维生素K的作用是(　　)。

15. 阿司匹林的作用是(　　)。

[16～20]

A. 维生素B_{12}　　B. 肝素

C. 香豆素类　　D. 维生素K

E. 阿司匹林

16. 体内、外均有抗凝血作用的药物是(　　)。

17. 口服可用于防治血栓性疾病如心肌梗死、脑梗死的药物是(　　)。

18. 恶性贫血可选用(　　)。

19. 新生儿出血宜选用(　　)。

20. 通过影响花生四烯酸代谢抗血小板的药物是(　　)。

X 型题(多项选择题)

21. 肝素可用于(　　)。

A. 抗血小板功能障碍

B. 体外抗凝

C. 弥漫性血管内凝血的高凝期

D. 防治血栓栓塞性疾病

E. 血小板减少性紫癜

22. 香豆素类药物的抗凝作用特点是(　　)。

A. 口服抗凝药　　B. 具有体内抗凝血作用

C. 不具有体外抗凝血作用　　D. 作用维持时间长

E. 起效慢

23. 肝素的临床用途有(　　)。

A. 脑栓塞　　B. 心肌梗死

C. DIC 晚期　　D. 体外抗凝

E. 血小板减少性紫癜

24. 能抑制血小板功能的药物有(　　)。

A. 阿司匹林　　B. 双嘧达莫

C. 前列环素　　D. 噻氯匹啶

E. 新抗凝

25. 右旋糖酐的药理作用有(　　)。

A. 扩充血容量　　B. 防止血栓形成

C. 改善微循环　　D. 渗透性利尿

E. 收缩血管

26. 下列选项中,对严重肝功能障碍的患者无效的是(　　)。

A. 肝素　　B. 双香豆素

C. 维生素 K　　D. 叶酸

E. 维生素 B_{12}

二、案例分析题

患者,男,43 岁,因急性胰腺炎急诊入院。入院后病情恶化,出现休克、尿少、弥散性血管内凝血、呼吸困难等症状。立即予以紧急处理：吸氧、补液、抗生素大剂量联合使用，并给予肝素治疗。

问题：此时为何使用肝素？用药注意事项有哪些？

【参考答案】

一、选择题

A型题（最佳选择题）

1. B　2. B　3. E　4. A　5. D　6. B　7. D

8. D　9. A　10. B

B型题（配伍选择题）

11. B　12. C　13. A　14. E　15. A　16. B　17. C

18. A　19. D　20. E

X型题（多项选择题）

21. BCD　22. ABCDE　23. ABD　24. ABCD　25. ABCD

26. BC

二、案例分析题

本例患者出现了弥散性血管内凝血情况，此时及时使用肝素，可防止因早期微血栓形成消耗纤维蛋白和凝血因子而引起的继发性出血。

如果使用肝素过量会出现自发性出血，表现为各种黏膜出血、关节腔积血和伤口出血等。如情况较轻停药即可，如严重出血，可缓慢静脉注射特效拮抗剂硫酸鱼精蛋白。

第24章 CHAPTER 24
作用于呼吸系统的药物

【学习要求】

1. 熟悉平喘药的分类。
2. 熟悉其他平喘药的作用特点、临床应用和不良反应。
3. 了解镇咳药与祛痰药的作用、用途。

【自测习题】

一、选择题

A 型题(最佳选择题)

1. 具有利尿作用的平喘药是(　　)。

A. 异丙托溴铵　　B. 特布他林
C. 麻黄碱　　D. 肾上腺素
E. 氨茶碱

2. 非依赖性中枢性镇咳药是(　　)。

A. 可待因　　B. 右美沙芬
C. 盐酸那可汀　　D. 苯丙哌林
E. 苯佐那酯

3. 既能选择性作用于 β_2 受体又能皮下注射的平喘药是(　　)。

A. 异丙肾上腺素　　B. 沙丁胺醇
C. 克伦特罗　　D. 特布他林
E. 肾上腺素

4. 原因不明的哮喘急性发作首选(　　)。

A. 氨茶碱　　B. 麻黄碱

C. 吗啡　　D. 异丙肾上腺素

E. 肾上腺素

5. 色甘酸钠预防哮喘发作的主要机制为(　　)。

A. 抑制肥大细胞对各种刺激引起的脱颗粒作用等

B. 直接对抗组胺等过敏介质

C. 具有较强的抗炎作用

D. 直接扩张支气管平滑肌

E. 抑制磷酸二酯酶

6. 色甘酸钠对已发作的哮喘无效的原因是(　　)。

A. 不能阻止过敏介质的释放

B. 不能直接对抗过敏介质的作用

C. 肥大细胞膜稳定作用

D. 吸入给药可能引起呛咳

E. 抑制肺肥大细胞脱颗粒

7. 治疗哮喘持续状态宜选用(　　)。

A. 异丙肾上腺素　　B. 氨茶碱

C. 麻黄碱　　D. 糖皮质激素

E. 以上都不是

8. 异丙肾上腺素的药理作用是(　　)。

A. 收缩瞳孔　　B. 减慢心脏传导

C. 松弛支气管平滑肌　　D. 升高舒张压

E. 增加糖原合成

9. 具有镇咳作用的药物是(　　)。

A. 右美沙芬　　B. 酮替芬

C. 溴乙胺　　D. 乙酰半胱氨酸

E. 氨茶碱

B 型题(配伍选择题)

[10～13]

A. 苯佐那酯　　B. 喷托维林

C. 氨茶碱　　D. 异丙肾上腺素

E. 倍氯米松

10. 兼有治疗支气管哮喘和心源性哮喘的药物是(　　)。

11. 通过抗炎、抗免疫作用平喘的药物是(　　)。

12. 具有较强局麻作用的止咳药是(　　)。

13. 可非选择性兴奋 β 受体的平喘药是(　　)。

[14～17]

A. 异丙基阿托品　　B. 地塞米松

C. 沙丁胺醇　　D. 哌仑西平

E. 色甘酸钠

14. 治疗哮喘持续状态或危重发作的药物是(　　)。

15. 治疗哮喘急性发作的药物是(　　)。

16. 预防哮喘发作的药物是(　　)。

17. 治疗喘息型慢性支气管炎的药物是(　　)。

[18～21]

A. 肾上腺素 β_2 受体　　B. 抑制抗原—抗体反应

C. 阻断腺苷受体　　D. 拮抗 M 胆碱受体

E. 稳定肥大细胞膜,抑制致炎物质的释放

18. 氢化可的松平喘的主要机制是(　　)。

19. 肾上腺素平喘的主要机制是(　　)。

20. 色甘酸二钠平喘的主要机制是(　　)。

21. 氨茶碱平喘的主要机制是(　　)。

X 型题(多项选择题)

22. 关于镇咳药的作用机制,下列叙述正确的是(　　)。

A. 抑制咳嗽反射弧中的感受器

B. 抑制炎症介质的释放

C. 抑制咳嗽反射弧中的传入神经纤维末梢

D. 对抗过敏介质的作用

E. 抑制延脑咳嗽中枢

23. 哮喘急性发作可以选用的药物有(　　)。

A. 沙丁胺醇吸入

B. 肾上腺素皮下注射

C. 氨茶碱静脉注射

D. 麻黄碱口服

E. 异丙肾上腺素与异丙基阿托品联合吸入

24. 能用于治疗支气管哮喘的药物是(　　)。

A. 去甲肾上腺素

B. 肾上腺素

C. M受体拮抗药

D. 多巴酚丁胺

E. 哌仑西平

25. 氨茶碱可用于(　　)。

A. 口服治疗慢性哮喘

B. 口服治疗心性或肾性水肿

C. 静脉注射治疗哮喘急性发作

D. 治疗心源性哮喘

E. 伴有冠心病的支气管哮喘

26. 有关色甘酸二钠错误的描述是(　　)。

A. 松弛支气管平滑肌

B. 无对抗组胺、白三烯的作用

C. 可预防Ⅰ型变态反应所致哮喘

D. 对其他刺激所致哮喘无预防作用

E. 稳定肥大细胞膜

27. 黏痰溶解药包括(　　)。

A. 乙酰半胱氨酸

B. 氯化铵

C. 溴己新

D. 苯佐那酯

E. 特布他林

二、简答题

简述平喘药的分类及代表药物。

【参考答案】

一、选择题

A 型题(最佳选择题)

1. E　2. B　3. D　4. A　5. A　6. B　7. D

8. C　9. A

B 型题(配伍选择题)

10. C　11. E　12. A　13. D　14. B　15. C　16. E

17. A　18. B　19. A　20. E　21. C

X 型题(多项选择题)

22. ACE　23. ABCE　24. BC　25. ABCD　26. AD

27. AC

二、简答题

简述平喘药的分类及代表药物。

<table>
<tr><th></th><th>类　别</th><th>代表药物</th></tr>
<tr><td rowspan="3">支气管扩张药</td><td>β-受体激动药</td><td>异丙肾上腺素</td></tr>
<tr><td>茶碱类</td><td>氨茶碱</td></tr>
<tr><td>M 受体拮抗药</td><td>异丙托溴胺</td></tr>
<tr><td>抗炎平喘药</td><td>糖皮质激素类</td><td>倍氯米松</td></tr>
<tr><td rowspan="3">抗过敏平喘药</td><td>肥大细胞膜阻断药</td><td>色甘酸钠</td></tr>
<tr><td>H_1 受体拮抗药</td><td>酮替芬</td></tr>
<tr><td>抗白三烯药物</td><td>扎鲁司特</td></tr>
</table>

第25章 CHAPTER 25

作用于消化系统的药物

【学习要求】

1. 掌握抗消化溃疡药的作用环节、分类、作用特点及常用药的知识。
2. 掌握抗消化性溃疡药的用药注意事项。
3. 熟悉泻药的作用、用途和用药注意事项。
4. 了解助消化药的作用和用途。

【自测习题】

选择题

A 型题(最佳选择题)

1. 奥美拉唑减少胃酸分泌主要是通过(　　)。

A. 灭活胃壁 H^+泵　　B. 阻断组胺受体

C. 阻断 5-HT 受体　　D. 阻断 M 受体

E. 阻断 DA 受体

2. 奥美拉唑的主要作用机制是(　　)。

A. 阻断 H_2受体　　B. 中和胃酸

C. 灭活 H^+-K^+-ATP 酶　　D. 促进胃黏液分泌

E. 覆盖于胃黏膜上,阻断胃酸作用

3. 能选择性阻断 M_1胆碱受体抑制胃酸分泌的药物是(　　)。

A. 阿托品　　B. 哌仑西平

C. 后阿托品　　D. 东莨菪碱

E. 异丙基阿托品

4. 哌仑西平的药理作用是(　　)。

A. 阻断 M_1 胆碱受体,抑制胃酸分泌

B. 阻断 H_2 受体,抑制胃酸分泌

C. 阻断胃泌素受体,减少胃酸分泌

D. 促进胃黏液分泌,保护胃黏膜

E. 治疗胃十二指肠溃疡疗效较好

5. 下列关于氢氧化铝的描述,正确的是(　　)。

A. 抗酸作用较弱　　B. 不产生收敛作用

C. 不引起便秘　　D. 不可与其他抗酸药合用

E. 以上都不是

6. 阻断 H_2 受体的抗消化性溃疡药是(　　)。

A. 碳酸氢钠　　B. 法莫替丁

C. 奥美拉唑　　D. 枸橼酸铋钾

E. 拉贝拉唑

7. 下列关于氢氧化镁的叙述,正确的是(　　)。

A. 中和胃酸作用强而迅速　　B. 口服易吸收

C. 不影响排便　　D. 对溃疡面有保护作用

E. 可能使尿液碱化

8. 对组胺 H_2 受体具有阻断作用的药物(　　)。

A. 哌仑西平　　B. 雷尼替丁

C. 丙谷胺　　D. 甲硝唑

E. 以上都不是

B 型题(配伍选择题)

[9～13]

A. 氢氧化镁　　B. 氢氧化铝

C. 碳酸钙　　D. 三硅酸镁

E. 碳酸氢钠

9. 抗酸作用较强、快而持久,可引起反跳性胃酸分泌增多的是(　　)。

10. 抗酸作用较强、较快，有导泻作用的是（　　）。

11. 抗酸作用强、快而短暂，有产气的是（　　）。

12. 抗酸作用较弱而慢，但持久，对溃疡面有保护作用的是（　　）。

13. 抗酸作用较强，有收敛、止血和引起便秘作用的是（　　）。

[14～18]

A. 氢氧化铝　　B. 哌仑西平

C. 雷尼替丁　　D. 奥美拉唑

E. 丙谷胺

14. 阻断 H_2 受体的是（　　）。

15. 阻断 M_1 受体的是（　　）。

16. 抑制 H^+-K^+-ATP 酶活性的是（　　）。

17. 中和胃酸的是（　　）。

18. 阻断胃泌素受体的是（　　）。

X 型题（多项选择题）

19. 三硅酸镁的特点是（　　）。

A. 抗酸作用较弱而慢，但持久　　B. 有便秘作用

C. 可与氢氧化铝组成复方制剂　　D. 有导泻作用

E. 在胃内生成胶状二氧化硅对溃疡面有保护作用

20. 氢氧化铝的特点是（　　）。

A. 抗酸作用较强，但缓慢

B. 可引起便秘

C. 作用后产生氧化铝有收敛、止血作用

D. 可与硫糖铝同用

E. 可影响四环素、地高辛、异烟肼等药物的吸收

21. 雷尼替丁的作用特点是（　　）。

A. 竞争性拮抗 H_2 受体

B. 选择性阻断 M_1 受体

C. 抑制胃壁细胞 H^+-K^+-ATP 酶功能

D. 抑制胃酸分泌，促进溃疡愈合

E. 作用较西咪替丁强

22. 关于西咪替丁,下列叙述正确的是(　　)。

A. 竞争性拮抗 H_2受体

B. 能明显抑制基础胃酸和夜间胃酸分泌

C. 长期服用可引起阳痿、性欲消失

D. 对胃溃疡疗效较十二指肠溃疡发挥快

E. 能抑制细胞色素 P450 肝药酶活性

23. 硫酸镁的药理作用是(　　)。

A. 抗消化性溃疡　　B. 导泻作用

C. 利胆作用　　D. 中枢抑制作用

E. 抗惊厥作用

24. 有胃肠促进作用的止吐药是(　　)。

A. 甲氧氯普胺　　B. 多潘立酮

C. 奥丹西隆　　D. 西沙必利

E. 氯丙嗪

25. 关于泻药,下列叙述正确的是(　　)。

A. 临床主要用于功能性便秘

B. 对习惯性便秘必须用盐类泻药治疗

C. 如有中枢呼吸抑制,排除肠内毒物应选用硫酸镁

D. 老人、妊娠或月经期妇女不宜使用作用剧烈的泻药

E. 对年老体弱者宜采用润滑性泻药

26. 法莫替丁的作用特点有(　　)。

A. 作用较西咪替丁强　　B. 阻断组胺 H_2受体

C. 选择性阻断 M_1受体　　D. 不抑制肝药酶

E. 抑制胃酸分泌,促进溃疡愈合

27. 奥美拉唑临床可用于治疗(　　)。

A. 良性胃溃疡　　B. 恶性胃溃疡

C. 十二指肠溃疡　　D. 反流性食道炎

E. 术后溃疡

【参考答案】

选择题

A型题(最佳选择题)

1. A　2. C　3. B　4. A　5. E　6. B　7. A　8. B

B型题(配伍选择题)

9. C　10. A　11. E　12. D　13. B　14. C　15. B

16. D　17. A　18. E

X型题(多项选择题)

19. ACDE　20. ABCE　21. ADE　22. ABCE　23. BCDE

24. ABD　25. ADE　26. ABDE　27. ACDE

第6篇

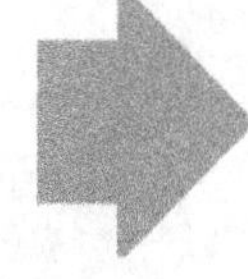

内分泌系统药物

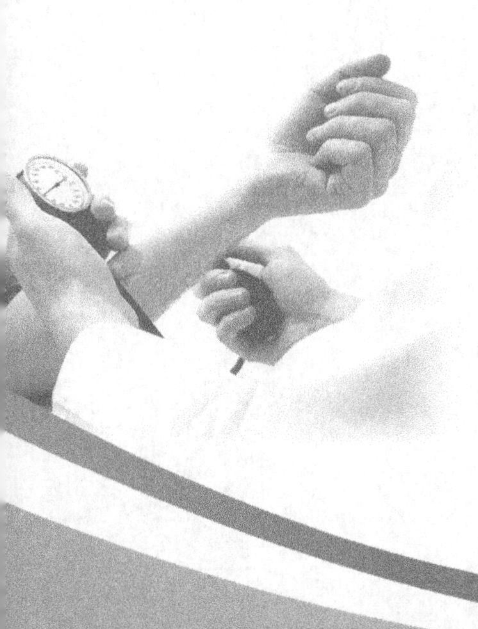

第26章 CHAPTER 26

肾上腺皮质激素类药物

【学习要求】

1. 掌握糖皮质激素的作用、用途、不良反应，以及不良反应的防治和禁忌证。

2. 掌握糖皮质激素的用药注意事项。

3. 了解糖皮质激素的给药方法。

【自测习题】

一、选择题

A 型题(最佳选择题)

1. 肾上腺皮质激素诱发和加重感染的主要原因是(　　)。

A. 抑制炎症反应和免疫反应，降低机体的防御机能

B. 抑制 ACTH 的释放

C. 患者对激素不敏感而未反映出相应的疗效

D. 促使许多病原微生物繁殖所致

E. 用量不足，无法控制症状而造成的

2. 某些患者应用糖皮质激素后产生反跳现象，下列说法不正确的是(　　)。

A. 多见于长期用药的患者突然停药

B. 可能是由于患者减药太快

C. 可能是患者对糖皮质激素产生了依赖性

D. 可能是病情未充分控制

E. 可能是肾上腺皮质萎缩或功能不全

3. 糖皮质激素可用于治疗(　　)。

A. 各种休克
B. 严重精神病
C. 活动性消化性溃疡
D. 病毒感染
E. 严重高血压、糖尿病

4. 糖皮质激素临床用于治疗(　　)。

A. 胃溃疡
B. 低血压
C. 支气管哮喘
D. 肺结核
E. 糖尿病

5. 糖皮质激素对血液和造血系统的主要作用是(　　)。

A. 使红细胞增加
B. 使中性粒细胞增加
C. 使血小板增加
D. 刺激骨髓造血功能
E. 提高纤维蛋白原浓度

6. 糖皮质激素的药理作用不包括(　　)。

A. 抗炎
B. 抗免疫
C. 抗病毒
D. 抗休克
E. 抗过敏

7. 关于糖皮质激素对血液成分的影响,不正确的是(　　)。

A. 使血小板增多
B. 降低纤维蛋白原浓度
C. 使红细胞和血红蛋白含量增加
D. 使中性白细胞数增多
E. 抑制中性白细胞的游走和吞噬功能

8. 抗炎效能最大的糖皮质激素药物是(　　)。

A. 氢化可的松
B. 醋酸可的松
C. 曲安西龙
D. 地塞米松
E. 泼尼松龙

9. 长期大量应用糖皮质激素的副作用是(　　)。

A. 骨质疏松
B. 粒细胞减少症

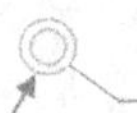

C. 血小板减少症　　D. 过敏性紫癜

E. 枯草热

10. 糖皮质激素的作用是(　　)。

A. 使白三烯增加　　B. 使前列腺素增加

C. 使血小板活化因子增加　　D. 使血小板增多

E. 使IL-3增多

11. 糖皮质激素抗毒作用的机制是(　　)。

A. 提高机体对细菌内毒素的耐受力　　B. 中和细菌内毒素

C. 中和细菌外毒素　　D. 稳定溶酶体膜

E. 直接对抗毒素对机体的损害

B型题(配伍选择题)

[12～15]

A. 糖皮质激素替代疗法

B. 早期、大剂量、短期应用糖皮质激素

C. 抗菌药物与糖皮质激素合用

D. 抗结核病药与糖皮质激素合用

E. 糖皮质激素与肾上腺素合用

12. 肾上腺皮质功能不全采用(　　)。

13. 感染性中毒休克采用(　　)。

14. 严重感染采用(　　)。

15. 过敏性休克采用(　　)。

[16～19]

A. 抑制巨噬细胞中一氧化氮合成酶

B. 提高中枢神经系统的兴奋性

C. 抑制巨噬细胞对抗原的吞噬处理

D. 提高机体对细菌内毒素的耐受力

E. 抑制生长素分泌和造成负氮平衡

16. 糖皮质激素抗中毒性休克作用的原理是(　　)。

17. 糖皮质激素抗炎作用的原理是(　　)。

18. 糖皮质激素免疫抑制作用的原理是(　　)。

19. 糖皮质激素影响生长发育的原理是（　　）。

X 型题（多项选择题）

20. 糖皮质激素的临床应用有（　　）。

A. 过敏性休克
B. 感染中毒性休克
C. 心源性休克
D. 低血容量性休克
E. 各种休克

21. 糖皮质激素抗炎作用的机制包括（　　）。

A. 抗菌
B. 抗病毒
C. 稳定肥大细胞膜
D. 稳定溶酶体膜
E. 抑制白三烯合成

22. 糖皮质激素对血液和造血系统的作用有（　　）。

A. 延长凝血时间
B. 淋巴组织增生
C. 中性粒细胞数增多
D. 血小板增多
E. 红细胞增多

23. 糖皮质激素对中枢神经系统的作用有（　　）。

A. 欣快
B. 呼吸抑制
C. 失眠
D. 激动
E. 诱发精神失常

24. 糖皮质激素的药理作用有（　　）。

A. 抗炎作用
B. 升高血糖作用
C. 增高血中胆固醇含量
D. 抗休克
E. 刺激骨髓造血功能

25. 长效的糖皮质激素药物有（　　）。

A. 甲泼尼松
B. 曲安西龙
C. 地塞米松
D. 泼尼松龙
E. 倍他米松

二、简答题

1. 简述糖皮质激素的药理作用。

2. 简述糖皮质激素的临床应用及不良反应。

三、案例分析题

患者，女，30 岁，病前为某医院护士。因咳嗽、气喘、浑身酸痛 10 天来诊。T：38.8 ℃；CT：双下肺斑片状阴影。诊断为：SARS。

治疗措施：① 支持疗法；② 清热解毒：鱼腥草针 60 mg/d；③ 预防感染：青霉素 80 万 U/d；④ 激素应用：甲泼尼龙 40 mg/d；⑤ 呼吸机应用。

问题：SARS 为什么用糖皮质激素治疗？大剂量应用糖皮质激素应注意什么不良反应？

【参考答案】

一、选择题

A 型题(最佳选择题)

1. A　2. E　3. A　4. C　5. D　6. C　7. B

8. D　9. A　10. D　11. A

B 型题(配伍选择题)

12. A　13. B　14. C　15. E　16. D　17. A　18. C　19. E

X 型题(多项选择题)

20. ABCDE　21. CDE　22. CDE　23. ACDE　24. ADE

25. CE

二、简答题

1. 简述糖皮质激素的药理作用。

(1) 抗炎作用：强大、非特异性，抗炎不抗菌，且抗炎同时机体抵抗力下降。

(2) 抗免疫作用和抗过敏作用：抑制免疫反应和过敏介质的释放。

(3) 抗毒作用：糖皮质激素能提高机体对内毒素的耐受力。

(4) 抗休克作用：加强心肌收缩力，使心输出量增多。

(5) 其他作用：

① 对血液与造血系统的影响：白细胞、红细胞含量增加，血小板增多，淋巴细胞减少。

② 中枢神经系统：提高中枢神经系统的兴奋性。

2. 简述糖皮质激素的临床应用及不良反应。

【临床应用】

(1) 严重感染或炎症：中毒性感染或伴有休克同时应用足量有效的抗菌药物。

(2) 自身免疫性疾病、过敏性疾病和器官移植排斥反应。

(3) 抗休克治疗：适用于各种休克，有助于患者度过危险期。

(4) 治疗血液病：粒细胞减少症、血小板减少症。

(5) 局部应用：一般性皮肤病，如湿疹、接触性皮炎、牛皮癣。

【不良反应】

(1) 长期大剂量应用引起的不良反应：诱发或加重感染；诱发或加重消化性溃疡，刺激胃酸分泌。

(2) 停药反应：肾上腺皮质萎缩和机能不全、反跳现象。

三、案例分析题

SARS是一种由新型冠状病毒感染引起的严重急性呼吸综合征，目前尚无有效的抗病毒药物，因此病毒性疾病多为对症处理。糖皮质激素应用的目的在于减轻全身炎症反应，改善机体的一般情况，减轻肺的渗出及损伤，防止或减轻后期的肺纤维化。

糖皮质激素的副作用较多，如消化道出血、二重感染、精神错乱、低钾血症、高血糖、骨质疏松等。

第27章 CHAPTER 27

甲状腺激素和抗甲状腺药

【学习要求】

1. 掌握硫脲类药物的药理作用、临床应用、不良反应和注意事项。
2. 了解甲状腺激素、不同剂量碘剂的药理作用和临床应用。

【自测习题】

一、选择题

A 型题(最佳选择题)

1. 下列关于 T_4 和 T_3 的药理特性,正确的是(　　)。

A. T_4 的作用大于 T_3

B. 血中以 T_3 为主

C. T_3 的作用强于 T_4

D. T_3 维持时间长于 T_4

E. T_4 和 T_3 在体内可相互转化

2. 大剂量碘产生抗甲状腺作用的主要原因是(　　)。

A. 抑制甲状腺激素的合成

B. 使腺泡上皮破坏、萎缩

C. 抑制免疫球蛋白的生成

D. 抑制甲状腺素的释放

E. 抑制碘泵

3. 关于甲状腺激素特点,下列说法错误的是(　　)。

A. 可加速脂肪分解,促进胆固醇氧化,使血清胆固醇下降

B. 促进单糖的吸收,增加糖原分解

C. 正常量使蛋白质分解增加

D. 提高神经系统兴奋性

E. 使心率加快、血压上升、心脏耗氧量增加

4. 能抑制 T_4 转化为 T_3 的抗甲状腺药物是(　　)。

A. 卡比马唑　　B. 丙硫氧嘧啶

C. 甲硫氧嘧啶　　D. 甲巯咪唑

E. 硫咪唑

5. 甲巯咪唑抗甲状腺的作用机制是(　　)。

A. 抑制甲状腺激素的释放　　B. 抑制甲状腺对碘的摄取

C. 抑制甲状腺球蛋白水解　　D. 抑制甲状腺激素的生物合成

E. 抑制 TSH 对甲状腺的作用

6. 硫脲类药物的基本作用是(　　)。

A. 抑制碘泵　　B. 抑制 Na^+-K^+ 泵

C. 抑制甲状腺过氧化物酶　　D. 抑制甲状腺蛋白水解酶

E. 阻断甲状腺激素受体

7. 硫脲类抗甲状腺药起效慢的主要原因是(　　)。

A. 口服后吸收不完全

B. 肝内代谢转化快

C. 肾脏排泄速度快

D. 待已合成的甲状腺激素耗竭后才能生效

E. 口服吸收缓慢

8. 治疗黏液性水肿的主要药物是(　　)。

A. 甲巯咪唑　　B. 丙硫氧嘧啶

C. 甲状腺激素　　D. 小剂量碘剂

E. 卡比马唑

9. 甲亢术前准备用硫脲类抗甲状腺药的主要目的是(　　)。

A. 使甲状腺血管减少,减少手术出血

B. 使甲状腺体缩小变韧,有利于手术进行

C. 使甲状腺功能恢复或接近正常,防止术后发生甲状腺危象

D. 防止手术过程中血压下降

E. 使甲状腺功能恢复或接近正常,防止术后甲状腺功能低下

10. 普萘洛尔用作甲状腺功能亢进及甲状腺危象治疗的药理学基础是(　　)。

A. 阻断β受体,对甲状腺功能亢进所致交感神经活动增强作用有抑制作用

B. 与β受体无关

C. 抑制外周 T_3转化为 T_4,发挥作用

D. 抑制外周 T_4转化为 T_3,发挥作用

E. β受体阻断药对常用的甲状腺功能测定试验影响较大

11. 普萘洛尔的药理作用是(　　)。

A. 增加冠状动脉血流量　　B. 降低心肌收缩力

C. 加速心脏传导　　D. 降低呼吸道阻力

E. 增加糖原分解

12. 小剂量碘主要用于(　　)。

A. 呆小病　　B. 黏液性水肿

C. 单纯性甲状腺肿　　D. 抑制甲状腺素的释放

E. 甲状腺功能检查

13. 甲状腺机能亢进的内科治疗宜选用(　　)。

A. 小剂量碘剂　　B. 大剂量碘剂

C. 甲状腺素　　D. 甲巯咪唑

E. 以上都不是

14. 有关碘剂作用的正确说法是(　　)。

A. 小剂量促进甲状腺激素的合成,大剂量促进甲状腺激素的释放

B. 小剂量抑制甲状腺激素的合成,大剂量抑制甲状腺激素的释放

C. 大剂量促进甲状腺激素的合成,小剂量促进甲状腺激素的释放

D. 小剂量促进甲状腺激素的合成,也促进甲状腺激素的释放

E. 小剂量促进甲状腺激素的合成,大剂量抑制甲状腺激素的释放

B型题(配伍选择题)

[15～19]

A. 甲状腺激素　　B. 丙硫氧嘧啶

C. 血管神经性水肿　　D. 粒细胞下降

E. 甲状腺功能亢进症状

15. 碘化物的主要不良反应是(　　)。

16. 甲状腺激素的不良反应是(　　)。

17. 硫脲类最重要的不良反应是(　　)。

18. 单纯性甲状腺肿选用(　　)。

19. 甲亢危象选用(　　)。

[20～23]

A. 使甲状腺泡上皮破萎缩、减少分泌

B. 使甲状腺组织退化、血管减少、腺体缩小变韧

C. 抑制甲状腺过氧化物酶,从而抑制甲状腺激素的生物合成

D. 对甲状腺激素代谢无作用,仅能改善甲亢症状

E. 使摄碘率高,摄碘高峰前移

20. 大剂量碘剂(　　)。

21. 丙硫氧嘧啶(　　)。

22. 放射性碘(　　)。

23. 普萘洛尔(　　)。

[24～27]

A. 丙硫氧嘧啶　　B. 放射性碘

C. 格列齐特　　D. 大剂量碘剂

E. 小剂量碘剂

24. 术后复发的甲亢选用(　　)。

25. 单纯性甲状腺肿选用(　　)。

26. 糖尿病选用(　　)。

27. 甲亢的内科治疗选用(　　)。

X 型题(多项选择题)

28. 甲状腺激素主要用于治疗(　　)。

A. 甲状腺癌　　B. 呆小病

C. 侏儒症　　D. 黏液性水肿

E. 单纯性甲状腺肿

29. 硫脲类药物的临床应用包括(　　)。

A. 轻症甲亢　　B. 儿童甲亢
C. 青少年甲亢　　D. 甲亢术后复发
E. 克汀病

30. 大剂量碘在术前应用的目的是(　　)。
A. 利于手术进行,减少出血　　B. 防止术后发生甲状腺危象
C. 使甲状腺功能恢复　　D. 使甲状腺功能接近正常
E. 使甲状腺组织退化、腺体缩小

31. 大剂量碘的应用有(　　)。
A. 甲亢的术前准备　　B. 甲亢的内科治疗
C. 单纯性甲状腺肿　　D. 甲状腺危象
E. 黏液性水肿

32. 丙硫氧嘧啶的主要临床适应证有(　　)。
A. 黏液性水肿　　B. 甲状腺危象
C. 甲亢术前准备　　D. 单纯性甲状腺肿
E. 甲状腺功能亢进

33. 放射性碘的临床应用有(　　)。
A. 甲状腺危象的治疗　　B. 甲亢的治疗
C. 甲亢术前准备　　D. 呆小病
E. 甲状腺功能检查

二、简答题

简述硫脲类药物的药理作用及临床应用。

三、案例分析题

患者李某,女,32 岁,近两个月来出现颈部增粗,心悸,体重下降,来院就诊。查体:心率 120 次/分,双眼明显突出,手颤,甲状腺Ⅱ度增大,表面光滑,实验室检查 T3、T4 均升高。该患者确诊为甲状腺功能亢进症。针对甲亢,临床可采用哪些治疗方法,可选择哪些药物?

【参考答案】

一、选择题

A 型题(最佳选择题)

1. E 2. D 3. C 4. B 5. D 6. C 7. D

8. C 9. C 10. A 11. B 12. C 13. D 14. E

B 型题(配伍选择题)

15. C 16. E 17. D 18. A 19. B 20. B 21. C

22. A 23. D 24. B 25. E 26. C 27. A

X 型题(多项选择题)

28. BDE 29. ABCD 30. ABE 31. AD 32. BCE

33. BE

二、简答题

简述硫脲类药物的药理作用及临床应用。

【药理作用】

(1) 抑制甲状腺激素合成:抑制甲状腺过氧化物酶,T_3、T_4 合成减少。

(2) 抑制外周组织 T_4 脱碘:迅速降低血清中 T_3 水平。

(3) 免疫抑制作用:抑制免疫球蛋白的合成。

【临床应用】

(1) 甲亢的内科治疗:轻症、不宜手术、不宜用放射性碘治疗者。

(2) 甲亢的术前准备:减少患者在麻醉和手术后的并发症,防止术后出现甲状腺危象。

三、案例分析题

甲状腺功能亢进症临床上可采取药物治疗、手术治疗及放射性碘治疗等。药物治疗常用的主要有两类:① 硫脲类,如甲硫氧嘧啶及丙硫氧嘧啶等;② 咪唑类,有甲咪唑、卡比马唑等。手术治疗主要是药物治疗无效后采取的甲状腺大部切除术,术前要使用硫脲类药物并加用大剂量碘剂。

第28章 CHAPTER 28

胰岛素和口服降血糖药

【学习要求】

1. 掌握口服降血糖药物的分类及代表药物。
2. 掌握各代表药的作用特点及主要不良反应。
3. 了解胰岛素的适应证及不良反应。

【自测习题】

一、选择题

A 型题(最佳选择题)

1. 胰岛素对糖代谢的影响主要是(　　)。

A. 抑制葡萄糖的转运,减少组织的摄取

B. 抑制葡萄糖的氧化分解

C. 增加糖原的合成和贮存

D. 促进糖原分解和异生

E. 抑制葡萄糖排泄

2. 胰岛素的不良反应有(　　)。

A. 骨髓抑制　　B. 酮症酸中毒

C. 高血糖高渗性昏迷　　D. 低血糖昏迷

E. 乳酸血症

3. 胰岛素缺乏可以引起(　　)。

A. 机体不能正常发育　　B. 血糖降低

C. 蛋白质合成增加　　　　　　　D. 蛋白质分解降低

E. 血糖利用增加

4. 胰岛素的适应证有(　　)。

A. 重症糖尿病(Ⅱ型)

B. 口服降血糖药无效的非胰岛素依赖性糖尿病

C. 糖尿病合并酮症酸中毒

D. 糖尿病合并严重感染

E. 以上都是

5. 磺酰脲类降糖药的作用机制是(　　)。

A. 加速胰岛素合成

B. 抑制胰岛素降解

C. 提高胰岛B细胞功能

D. 刺激胰岛B细胞释放胰岛素

E. 促进胰岛素与受体结合

6. 双胍类药物治疗糖尿病的机制是(　　)。

A. 增强胰岛素的作用

B. 促进组织摄取葡萄糖等

C. 刺激内源性胰岛素的分泌

D. 阻滞ATP敏感的钾通道

E. 增加靶细胞膜上胰岛素受体的数目

7. 阿卡波糖的降糖作用机制是(　　)。

A. 与胰岛B细胞受体结合,促进胰岛素释放

B. 提高靶细胞膜上胰岛素受体数目和亲合力

C. 抑制胰高血糖素分泌

D. 在小肠上皮处竞争抑制碳水化合物水解酶使葡萄糖生成速度减慢,血糖峰值降低

E. 促进组织摄取葡萄糖,使血糖水平下降

8. 以下关于α-葡萄糖苷酶抑制剂特点的叙述,不正确的是(　　)。

A. 口服吸收很少

B. 易导致低血糖

C. 临床用于各型糖尿病

D. 可单用于老年患者或餐后高血糖患者

E. 通常与口服降糖药合用

9. 磺酰脲类降血糖的作用机制不正确的是（　）。

A. 刺激胰岛 B 细胞释放胰岛素

B. 降低血清糖原水平

C. 增加胰岛素与靶组织的结合能力

D. 对胰岛功能尚存的患者有效

E. 对正常人血糖无明显影响

B 型题（配伍选择题）

[10～12]

A. 吡格列酮　　B. 格列本脲

C. 二甲双胍　　D. 阿卡波糖

E. 罗格列酮

10. 长期应用能抑制胰高血糖素分泌的药物是（　）。

11. 通过促进组织对葡萄糖摄取和利用发挥作用的药物是（　）。

12. 通过抑制 α-葡萄糖苷酶，减少葡萄糖吸收的药物是（　）。

[13～15]

A. 阿卡波糖　　B. 二甲双胍

C. 格列本脲　　D. 胰岛素

E. 氯磺丙脲

13. 一般反应较轻，仍可能引起过敏性休克的药物是（　）。

14. 主要不良反应为胃肠反应的药物是（　）。

15. 适用于肥胖及单用饮食控制无效者的药物是（　）。

[16～19]

A. 胰岛素静脉注射

B. 刺激胰岛 B 细胞释放胰岛素

C. 胰岛素皮下注射

D. 甲苯磺丁脲

E. 增加肌肉组织中糖的无氧酵解

16. 胰岛素依赖型重症糖尿病用(　　)。

17. 非胰岛素依赖型包括饮食控制无效的糖尿病用(　　)。

18. 氯磺丙脲的降糖作用机制是(　　)。

19. 二甲双胍的降糖作用机制是(　　)。

[20～23]

A. 胰岛素　　B. 格列本脲

C. 大剂量碘剂　　D. 二甲双胍

E. 丙硫氧嘧啶

20. 肥胖糖尿病患者选用(　　)。

21. 甲状腺危象选用(　　)。

22. 糖尿病酮症酸中毒选用(　　)。

23. 对胰岛素产生耐受者选用(　　)。

X 型题(多项选择题)

24. 胰岛素的不良反应有(　　)。

A. 过敏性休克　　B. 高钾血症

C. 脂肪萎缩与肥厚　　D. 抑制生长发育

E. 粒细胞减少

25. 口服降血糖的药物有(　　)。

A. 精蛋白锌胰岛素　　B. 格列本脲

C. 格列齐特　　D. 苯乙福明

E. 阿卡波糖

26. 硫脲类药物的药学特点有(　　)。

A. 对已合成的甲状腺激素无作用

B. 起效慢,1～3 个月基础代谢率才恢复正常

C. 可使血清甲状腺激素水平显著下降

D. 可使甲状腺组织退化,血管减少,腺体缩小

E. 可使腺体增生、增大、充血

27. 可降低磺酰脲类药物降血糖作用的药物是(　　)。

A. 保泰松　　B. 氯丙嗪

C. 双香豆素　　D. 口服避孕药

E. 青霉素

28. 双胍类药物的特点有(　　)。

A. 作用时间短

B. 不与蛋白结合,不被代谢,尿中排出

C. 促进组织摄取葡萄糖

D. 抑制胰高血糖素的分泌

E. 主要用于轻症糖尿病患者

二、简答题

简述口服降血糖药物的分类及代表药物。

【参考答案】

一、选择题

A型题(最佳选择题)

1. C　2. D　3. E　4. E　5. D　6. B　7. D

8. B　9. E

B型题(配伍选择题)

10. B　11. C　12. D　13. D　14. A　15. B　16. C

17. D　18. B　19. E　20. D　21. C　22. A　23. B

X型题(多项选择题)

24. AC　25. BCDE　26. ABCE　27. BD　28. ABCE

二、简答题

简述口服降血糖药物的分类及代表药物。

(1) 促胰岛素分泌剂:格列本脲、格列吡嗪、瑞格列奈。

(2) 双胍类:二甲双胍。

(3) 胰岛素增敏剂:吡格列酮、罗格列酮。

(4) α-葡萄糖苷酶抑制剂:阿卡波糖。

第7篇

化学治疗药物

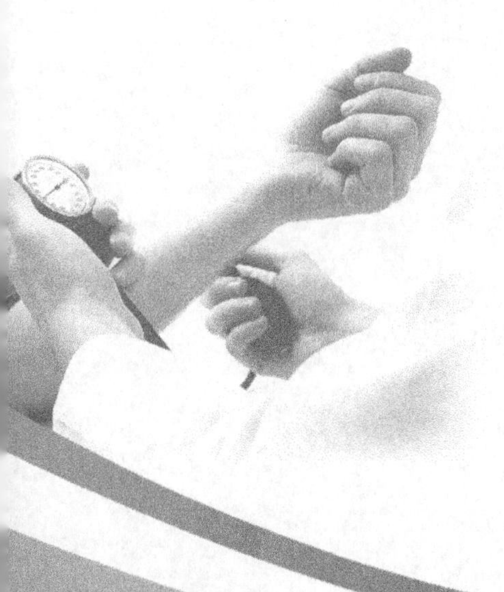

第29章 CHAPTER 29 抗菌药物概述

【学习要求】

1. 掌握抗菌药物的常用术语。
2. 熟悉抗菌药物的作用机制及细菌耐药机制。
3. 熟悉抗菌药物的合理应用原则。

【自测习题】

一、名词解释

1. 抗生素
2. 抗菌药物
3. 抗菌谱
4. 抗菌活性
5. 抗生素后效应
6. 细菌耐药性

二、选择题

A 型题(最佳选择题)

1. 化疗指数是指(　　)。

A. LD_5/ED_{50}
B. ED_{95}/LD_5
C. LD_{50}/ED_{50}
D. ED_{50}/LD_{50}
E. LD_1/ED_{99}

2. 抑制 DNA 回旋酶,使 DNA 复制受阻,导致 DNA 降解而细菌死亡的药物是(　　)。

A. 甲氧苄啶
B. 诺氟沙星
C. 利福平
D. 红霉素

E. 对氨基水杨酸

3. 与核蛋白 30s 亚基结合，阻止氨基酰 tRNA 进入 A 位的抗菌药是(　　)。

A. 四环素　　B. 链霉素

C. 庆大霉素　　D. 氯霉素

E. 克林霉素

4. 不是抗菌药物联合用药的目的的是(　　)。

A. 提高疗效　　B. 扩大抗菌范围

C. 减少耐药性的发生　　D. 延长作用时间

E. 降低毒性

5. 红霉素的作用机制是(　　)。

A. 与核蛋白 70S 亚基结合，抑制细菌蛋白质的合成

B. 与核蛋白 30S 亚基结合，抑制细菌蛋白质的合成

C. 与核蛋白 50S 亚基结合，抑制细菌蛋白质的合成

D. 抑制细菌 DNA 的复制导致细菌死亡

E. 抑制细菌细胞壁的合成

6. 抗菌活性是指(　　)。

A. 药物抑制或杀灭细菌的范围

B. 药物抑制或杀灭细菌的能力

C. 药物穿透细菌细胞膜的能力

D. LD_{50}

E. ED_{50}

7. 耐药性是指(　　)。

A. 连续用药机体对药物产生不敏感现象

B. 连续用药细菌对药物的敏感性降低甚至消失

C. 反复用药患者对药物产生精神依赖性

D. 反复用药患者对药物产生生理依赖性

E. 连续用药机体对药物产生过敏反应

8. 青霉素对大多数革兰阴性杆菌无效，此现象是(　　)。

A. 天然耐药性　　B. 获得耐药性

C. 交叉耐药性　　D. 多药耐药性

E. 耐受性

9. 抗菌药物的抗菌范围称为(　　)。

A. 抗菌活性　　B. 抗菌后效应

C. 抗菌谱　　D. 耐受性

E. 耐药性

10. 抗菌药物与细菌接触一段时间，浓度逐渐降低到低于 MIC 或全部消除后，细菌生长仍持续抑制的现象称为(　　)。

A. 抗菌谱　　B. 抗菌活性

C. 抗菌后效应　　D. 耐药性

E. 耐受性

B 型题(配伍选择题)

[11～14]

A. 影响叶酸代谢　　B. 影响胞浆膜的通透性

C. 抑制细菌细胞壁的合成　　D. 抑制蛋白质合成的全过程

E. 抑制核酸合成

11. 磺胺的抗菌机制是(　　)。

12. 多黏菌素 B 的抗菌机制是(　　)。

13. 氨基糖苷类抗生素的抗菌机制是(　　)。

14. β-内酰胺类抗生素的抗菌机制是(　　)。

[15～18]

A. 影响胞浆膜通透性

B. 与核蛋白体 30S 亚基结合，抑制蛋白质的合成

C. 与核蛋白体 50S 亚基结合，抑制移位酶的活性

D. 与核蛋白体 50S 亚基结合，抑制肽酰基转移酶的活性

E. 特异性地抑制依赖于 DNA 的 RNA 多聚酶的活性

15. 利福平的抗菌作用机制是(　　)。

16. 红霉素的抗菌作用机制是(　　)。

17. 四环素的抗菌作用机制是(　　)。

18. 氯霉素的抗菌作用机制是(　　)。

X 型题(多项选择题)

19. 获得耐药性的生物化学表现为( )。

A. 降低外膜的通透性
B. 改变靶位的结构
C. 产生灭活酶
D. 增强主动外排系统活性
E. 细菌改变代谢途径

20. 通过抑制细菌细胞壁合成而产生抗菌作用的药物包括( )。

A. 青霉素类
B. 头孢菌素类
C. 红霉素
D. 万古霉素
E. 四环素

21. 通过抑制细菌蛋白质合成而产生抗菌作用的药物包括( )。

A. 磺胺类
B. 喹诺酮类
C. 万古霉素
D. 红霉素
E. 四环素

22. 抑制核酸合成的药物包括( )。

A. 利福平
B. 甲氧苄啶
C. 磺胺类
D. 氯霉素
E. 喹诺酮类

23. 抗菌药物联合用药的指征有( )。

A. 未明病原菌的细菌性严重感染
B. 较长期用药细菌可能产生耐药者
C. 单一抗菌药物不能有效控制的心内膜炎或败血症
D. 单一抗菌药物不能控制的严重混合感染
E. 减少药物的毒性反应

24. 影响细菌胞浆膜通透性的抗菌药物有( )。

A. 多黏菌素 B
B. 制霉菌素
C. 磷霉素
D. 两性霉素 B
E. 万古霉素

25. 抑制细菌蛋白质合成的抗菌药物有( )。

A. 链霉素
B. 庆大霉素
C. 林可霉素
D. 红霉素
E. 四环素

【参考答案】

一、名词解释

1. 抗生素：来自真菌、细菌或其他生物具有干扰细菌生长繁殖过程中必需的某些重要的结构与生理生化过程的化合物。

2. 抗菌药物：具有抑制或杀灭病原菌能力的化学物质，包括自然界中的抗生素和人工合成的抗菌药。

3. 抗菌谱：抗菌药物的抗菌范围，临床选用抗菌药物的重要依据。

4. 抗菌活性：药物抑制或杀灭病原菌的能力。

5. 抗生素后效应：将细菌暴露于高于最小抑菌浓度的某种抗菌药物后，在去除抗菌药物后的一定时间内，细菌繁殖不能恢复正常的现象。

6. 细菌耐药性：在常规治疗剂量下细菌对药物的敏感性下降甚至消失，导致药物对耐药菌的疗效降低或无效。

二、选择题

A型题(最佳选择题)

1. C　2. B　3. A　4. D　5. C　6. B　7. B
8. A　9. C　10. C

B型题(配伍选择题)

11. A　12. B　13. D　14. C　15. E　16. C　17. B　18. D

X型题(多项选择题)

19. ABCDE　20. ABD　21. DE　22. AE　23. ABCDE
24. ABD　25. ABCDE

第30章 CHAPTER 30

β-内酰胺类抗生素

【学习要求】

1. 掌握青霉素的药理作用、临床应用、不良反应及注意事项。
2. 掌握半合成青霉素的分类及作用。
3. 了解头孢菌素的分类、特点及不良反应。

【自测习题】

一、选择题

A 型题(最佳选择题)

1. 下列选项中,属于繁殖期杀菌药的是(　　)。

A. 氨基糖苷类　　B. 青霉素类

C. 氯霉素类　　D. 多黏菌素 B

E. 四环素类

2. 青霉素可杀灭(　　)。

A. 立克次体　　B. 支原体

C. 螺旋体　　D. 病毒

E. 大多数革兰阴性菌

3. 下列选项中,不属于青霉素的抗菌谱的是(　　)。

A. 脑膜炎双球菌　　B. 肺炎球菌

C. 破伤风杆菌　　D. 伤寒杆菌

E. 钩端螺旋体

4. 耐酸耐酶的青霉素是(　　)。

A. 青霉素 V　　B. 氨苄西林

C. 双氯西林　　D. 羧苄西林

E. 磺苄西林

5. 具有最强抗绿脓杆菌作用的头孢菌素是(　　)。

A. 头孢孟多　　B. 头孢他啶

C. 头孢哌酮　　D. 头孢呋辛

E. 头孢氨苄

6. 克拉维酸为(　　)的抑制剂。

A. 二氢叶酸还原酶　　B. DNA 回旋酶

C. 二氢叶酸合成酶　　D. 胞壁黏肽合成酶

E. β-内酰胺酶

7. 对铜绿假单胞菌有较强作用的药物是(　　)。

A. 氯唑西林　　B. 美西林

C. 阿莫西林　　D. 哌拉西林

E. 替莫西林

8. 克拉维酸与阿莫西林配伍应用的主要药理学基础是(　　)。

A. 增加阿莫西林口服吸收

B. 竞争肾小管分泌系统,减少阿莫西林排泄

C. 抑制肝药酶,减少阿莫西林代谢

D. 抑制β-内酰胺酶,对抗细菌对阿莫西林的耐药性

E. 延长作用时间

9. 青霉素所致过敏性休克应立即选用(　　)。

A. 肾上腺素　　B. 青霉素酶

C. 苯海拉明　　D. 去甲肾上腺素

E. 异丙肾上腺素

B 型题(配伍选择题)

[10～13]

A. 对 G^+、G^- 球菌、螺旋体等有效

B. 对 G^+、G^- 球菌,特别是对 G^- 杆菌有效

C. 特别对绿脓杆菌有效

D. 抗菌作用强，对厌氧菌有效

E. 耐酸、耐酶，对耐药金葡萄球菌有效

10. 青霉素 G(　　)。

11. 哌拉西林(　　)。

12. 苯唑西林(　　)。

13. 氨苄西林(　　)。

[14～17]

A. 口服，肌注或静脉注射均可用于全身感染

B. 与庆大霉素合用于绿脓杆菌感染时不能混合静脉滴注

C. 脑脊液中浓度较高，酶稳定性高，适用于严重脑膜感染

D. 肾毒性较大

E. 口服吸收好，适用于肺炎球菌所致下呼吸道感染

14. 头孢噻吩(　　)。

15. 阿莫西林(　　)。

16. 头孢曲松(　　)。

17. 羧苄西林(　　)。

X 型题(多项选择题)

18. β-内酰胺类抗生素的作用机制是(　　)。

A. 抑制二氢叶酸合成酶

B. 抑制胞壁黏肽合成酶

C. 抑制细菌核酸代谢

D. 触发自溶酶

E. 抑制细菌蛋白质合成

19. 青霉素类抗生素的特点是(　　)。

A. 对繁殖期细菌有杀菌作用

B. 影响细菌细胞壁合成

C. 抗菌谱相同

D. 有交叉耐药性

E. 有交叉过敏反应

20. 下列是防治青霉素过敏反应的措施的是(　　)。

A. 详细询问病史、用药史、药物过敏史及家族过敏史

B. 做皮肤过敏试验

C. 皮试液应临时配制

D. 避免饥饿时用药，注射后观察20～30分钟

E. 一旦发生过敏性休克，应当立即皮下或肌内注射肾上腺素，严重者稀释后静滴

21. 青霉素的抗菌谱为(　　)。

A. 敏感的革兰阳性和阴性球菌　　B. 革兰阳性杆菌

C. 螺旋体　　D. 支原体、立克次体

E. 革兰阴性杆菌

二、简答题

1. 简述半合成青霉素的分类及代表药物。

三、案例分析题

患者，男，2岁。因发热、咽痛2天前来就诊。医嘱予青霉素治疗。

问题：

1. 此方案是否合理？为什么？

2. 还可选用哪些药物？

【参考答案】

一、选择题

A型题(最佳选择题)

1. B　2.C　3. D　4. C　5. B　6. E　7. D　8. D　9. A

B型题(配伍选择题)

10. A　11. D　12. E　13. B　14. D　15. E　16. C　17. B

X型题(多项选择题)

18. BD　19. ABDE　20. ABCDE　21. ABC

二、简答题

1. 简述半合成青霉素的分类及代表药物。

(1) 耐酸青霉素：青霉素V。

(2) 耐酶青霉素：甲氧西林、氯唑西林、双氯西林。

(3) 广谱青霉素：氨苄西林、阿莫西林。

(4) 抗铜绿假单胞菌广谱青霉素：哌拉西林、羧苄西林。

(5) 抗革兰阴性杆菌青霉素：美西林、替莫西林。

三、案例分析题

本病病原菌多为溶血性链球菌。青霉素对溶血性链球菌具有杀菌作用。故可选青霉素进行病原治疗。

青霉素过敏反应发生率较高，甚至可出现过敏性休克。应注意采取方法防治。若青霉素过敏或青霉素耐药，还可选用罗红霉素或头孢菌素。

第31章 CHAPTER 31

大环内酯类、林可霉素类和多肽类

【学习要求】

1. 掌握红霉素的抗菌谱、临床应用、不良反应和注意事项。
2. 熟悉其他大环内酯类抗菌药的特点。
3. 了解多黏菌素的作用特点。

【自测习题】

选择题

A 型题(最佳选择题)

1. 大环内酯类对(　　)无效。

A. 军团菌

B. 革兰阴性球菌

C. 革兰阳性菌

D. 衣原体和支原体

E. 大肠杆菌和变形杆菌

2. 关于万古霉素，描述错误的是(　　)。

A. 可用于耐青霉素的金葡菌引起的严重感染

B. 可引起伪膜性肠炎

C. 作用机制是阻碍细菌细胞壁的合成

D. 属于快速杀菌药

E. 与其他抗生素间无交叉耐药性

3. 为快速杀菌药的抗生素是(　　)。

A. 万古霉素和林可霉素

B. 万古霉素和多黏菌素

C. 多黏菌素和杆菌肽

D. 万古霉素和替考拉宁

E. 红霉素和林可霉素

4. 大环内酯类抗生素的作用机制是(　　)。

A. 抑制细菌细胞壁合成

B. 抑制细菌 DNA 合成

C. 与核糖体 30S 亚基结合,抑制细菌蛋白质合成

D. 与核糖体 50S 亚基结合,抑制细菌蛋白质合成

E. 抑制细菌 RNA 合成

5. 嗜肺军团菌肺炎宜选用(　　)。

A. 青霉素 G

B. 头孢氨苄

C. 红霉素

D. 阿莫西林

E. 青霉素 V

6. 有关万古霉素的叙述,错误的是(　　)。

A. 对革兰阳性菌有强大杀灭作用

B. 可阻滞神经肌肉接头

C. 主要用于 MRSA 严重感染

D. 可致耳聋和肾脏损害

E. 可能会引起过敏反应

B 型题(配伍选择题)

[7～10]

A. 红霉素

B. 阿奇霉素

C. 罗红霉素

D. 克拉霉素

E. 交沙霉素

7. 对肺炎支原体的作用最强的药物是(　　)。

8. 对肺炎衣原体、嗜肺军团菌作用最强的药物是(　　)。

9. 治疗军团菌的首选药物是(　　)。

10. 由 14 元环半合成的抗生素是(　　)。

[11～14]

A. 罗红霉素　　B. 万古霉素

C. 林可霉素　　D. 红霉素

E. 多黏菌素

11. 与细菌核蛋白体的50S亚基结合，抑制细菌蛋白质的合成的是(　　)。

12. 属于多肽类的慢性杀菌药是(　　)。

13. 可用于伪膜性肠炎治疗的是(　　)。

14. 在骨组织中分布浓度高，可用于骨和关节感染的是(　　)。

X型题(多项选择题)

15. 大环内酯类药物的特点是(　　)。

A. 都具有14～16元大环内酯环

B. 在碱性环境中抗菌作用增强

C. 对革兰阳性菌作用强

D. 易产生耐药性

E. 容易通过血脑屏障

16. 首选药物为红霉素的疾病是(　　)。

A. 白喉带菌者

B. 肺炎球菌所致的大叶性肺炎

C. 弯曲杆菌所致的败血症

D. 支原体肺炎和沙眼衣原体所致的婴儿肺炎和结肠炎

E. 军团菌病

17. 红霉素(　　)。

A. 属繁殖期杀菌剂

B. 抗菌谱与青霉素相似但略广

C. 对革兰阳性菌有强大抗菌作用

D. 对青霉素耐药的金葡菌有效

E. 首选治疗军团菌

【参考答案】

选择题

A 型题(最佳选择题)

1. E 2. B 3. D 4. D 5. C 6. B

B 型题(配伍选择题)

7. B 8. D 9. A 10. C 11. D 12. E 13. B 14. C

X 型题(多项选择题)

15. ABCD 16. ACDE 17. BCDE

第32章 CHAPTER 32
氨基糖苷类抗生素

【学习要求】

掌握氨基糖苷类的共性及常用药的临床应用和用药注意事项。

【自测习题】

选择题

A 型题(最佳选择题)

1. 氨基糖苷类抗生素对(　　)无效。

A. 革兰阴性菌　　B. 绿脓杆菌

C. 结核杆菌　　D. 厌氧菌

E. 革兰阳性菌

2. 引起耳蜗神经损伤发生率最高的氨基糖苷类药物的是(　　)。

A. 卡那霉素　　B. 链霉素

C. 新霉素　　D. 妥布霉素

E. 西索米星

3. 氨基糖苷类抗生素的作用机制是(　　)。

A. 阻碍细菌细胞壁的合成　　B. 抑制 DNA 螺旋酶

C. 增加细胞膜的通透性　　D. 抑制二氢叶酸合成酶

E. 阻碍细菌蛋白质的合成

4. 庆大霉素与呋塞米合用可导致(　　)。

A. 抗菌作用增强　　B. 抗菌谱扩大

C. 利尿作用增强　　D. 耳毒性加重

E. 肝毒性

B 型题(配伍选择题)

[5～7]

A. 庆大霉素　　B. 链霉素

C. 奈替米星　　D. 妥布霉素

E. 小诺米星

5. 与其他抗结核病药联合应用的是(　　)。

6. 口服可用于肠道感染的药物是(　　)。

7. 对多种氨基糖苷类钝化酶稳定的药物是(　　)。

[8～11]

A. 链霉素　　B. 新霉素

C. 大观霉素　　D. 卡那霉素

E. 阿米卡星

8. 对绿脓杆菌无效的药物是(　　)。

9. 临床常用于治疗结核病的药物是(　　)。

10. 因其毒性大,禁止静注给药的是(　　)。

11. 临床仅用于无并发症的淋病治疗的是(　　)。

[12～15]

A. 链霉素　　B. 阿米卡星

C. 庆大霉素　　D. 妥布霉素

E. 卡那霉素

12. 对绿脓杆菌作用最强的药物是(　　)。

13. 治疗革兰阴性杆菌感染如败血症的首选药物是(　　)。

14. 氨基糖苷类抗生素中抗菌谱最广的药物是(　　)。

15. 治疗鼠疫的首选药物是(　　)。

X 型题(多项选择题)

16. 氨基糖苷类抗菌作用特点是(　　)。

A. 杀菌速率与杀菌持续时间呈浓度依赖性

B. 对需氧革兰阴性菌作用强

C. 具有较长时间的 PAE

D. 具有初次接触效应

E. 在碱性环境中抗菌活性增强

17. 氨基糖苷类抗生素影响蛋白质合成的环节包括(　　)。

A. 抑制核蛋白体的 70S 亚基始动复合物的形成

B. 与核蛋白体的 30S 亚基上的靶蛋白结合,导致无功能的蛋白质合成

C. 阻碍药物与细菌核蛋白体的 50S 亚基结合

D. 使细菌细胞膜缺损,细胞内重要物质外漏

E. 阻碍已合成肽链的释放

18. 关于庆大霉素的作用,正确的有(　　)。

A. 口服作肠道杀菌

B. 可用于治疗结核病

C. 对绿脓杆菌有效

D. 抗菌谱广,对革兰阴性菌和阳性菌均有杀灭作用

E. 严重的革兰阴性杆菌感染引起的败血症、肺炎等可作为首选药

【参考答案】

选择题

A 型题(最佳选择题)

1. D　2. C　3. E　4. D

B 型题(配伍选择题)

5. B　6. A　7. C　8. D　9. A　10. B　11. C

12. D　13. C　14. B　15. A

X 型题(多项选择题)

16. ABCDE　17. ABDE　18. ACDE

第33章 CHAPTER 33

四环素类和氯霉素类抗生素

【学习要求】

1. 熟悉四环素类的抗菌谱、适应证、不良反应和用药注意事项。

2. 熟悉氯霉素的抗菌谱、适应证、不良反应和用药注意事项。

【自测习题】

选择题

A型题(最佳选择题)

1. 对四环素不敏感的病原体是(　　)。

A. 绿脓杆菌　　B. 肺炎杆菌

C. 脑膜炎球菌　　D. 肺炎支原体

E. 立克次体

2. 关于多西环素,叙述错误的是(　　)。

A. 是半合成的长效四环素类抗生素

B. 与四环素的抗菌谱相似

C. 可用于前列腺炎的治疗

D. 抗菌活性比四环素强

E. 口服吸收量少且不规则

3. 关于四环素的不良反应,叙述错误的是(　　)。

A. 空腹口服引起胃肠道反应

B. 不引起过敏反应

C. 可导致婴幼儿乳牙釉齿发育不全，牙齿发黄

D. 可引起二重感染

E. 长期大量口服或静脉给予大剂量，可造成严重肝脏损害

4. 治疗立克次体感染所致斑疹伤寒应首选（　　）。

A. 青霉素　　B. 庆大霉素

C. 链霉素　　D. 四环素

E. 多黏菌素

5. 氯霉素的最严重不良反应是（　　）。

A. 肝脏损害　　B. 二重感染

C. 抑制骨髓造血功能　　D. 胃肠道反应

E. 过敏反应

6. 氯霉素的抗菌作用机制是（　　）。

A. 抑制二氢叶酸合成酶，影响叶酸的合成

B. 改变细菌胞浆膜通透性，使重要的营养物质外漏

C. 与细菌核蛋白体50S亚基结合，抑制肽酰基转移酶的活性，从而阻止肽链延伸，是蛋白质合成受阻

D. 阻止氨基酰-tRNA与细菌核糖体30S亚基结合，影响蛋白质的合成

E. 阻止细菌细胞壁黏肽的合成

7. 氯霉素的下述不良反应中，与剂量和疗程无关的严重反应是（　　）。

A. 不可逆的再生障碍性贫血　　B. 灰婴综合征

C. 可逆的各类血细胞减少　　D. 二重感染

E. 胃肠道反应

8. 治疗立克次体病首选的药物是（　　）。

A. 庆大霉素　　B. 青霉素

C. 链霉素　　D. 四环素

E. 头孢噻吩

9. 氯霉素临床应用受限的主要原因是（　　）。

A. 有严重的血液系统毒性　　B. 细胞耐药性多见

C. 血药浓度低

D. 有明显的肾毒性

E. 耳毒性

B 型题(配伍选择题)

[10～13]

A. 四环素

B. 链霉素

C. 氯霉素

D. 多西环素

E. 米诺环素

10. 抑制骨髓造血功能的是(　　)。

11. 可引起可逆性的前庭反应的是(　　)。

12. 影响骨和牙齿生长的是(　　)。

13. 静脉注射可出现舌头麻木及口内特殊气味的是(　　)。

X 型题(多项选择题)

14. 四环素的不良反应包括(　　)。

A. 胃肠刺激

B. 肝脏毒性

C. 二重感染

D. 影响骨和牙齿生长

E. 再生障碍性贫血

15. 四环素类可用于治疗(　　)。

A. 立克次体感染

B. 支原体感染

C. 衣原体感染

D. 霍乱

E. 布鲁杆菌病

16. 下列关于四环素叙述正确的有(　　)。

A. 是抑制细菌蛋白质合成的广谱抗生素

B. 对铜绿假单胞菌和真菌有效

C. 对革兰阳性菌作用不如青霉素和头孢菌素

D. 对革兰阴性菌作用不如链霉素和氯菌素

E. 妊娠 5 个月以上的孕妇、哺乳期妇女禁用

17. 选择四环素为首选药物的感染是(　　)。

A. 恙虫病

B. 斑疹伤寒

C. 支原体肺炎

D. 耐青霉素的金葡菌感染

E. 立克次体感染

18. 氯霉素（　　）。

A. 首选用于治疗伤寒、副伤寒

B. 常用于其他药物疗效欠佳的脑膜炎患者

C. 可与氨基糖苷类药物合用，治疗厌氧菌心内膜炎、败血症

D. 用于衣原体、支原体等感染

E. 首选用于百日咳、菌痢等

【参考答案】

选择题

A 型题（最佳选择题）

1. A　2. E　3. B　4. D　5. C　6. C　7. A　8. D　9. A

B 型题（配伍选择题）

10. C　11. E　12. A　13. D

X 型题（多项选择题）

14. ABCD　15. ABCDE　16. ACDE　17. ABCE　18. ABD

第34章 CHAPTER 34

人工合成抗菌药

【学习要求】

1. 掌握氟喹诺酮类抗菌谱的作用特点、应用、不良反应和用药注意事项。

2. 熟悉磺胺类药的分类、作用机制、作用特点、应用、不良反应及防治措施。

3. 熟悉 TMP 的作用机制和不良反应。

4. 了解硝基呋喃类药的特点。

【自测习题】

选择题

A 型题(最佳选择题)

1. 属非氟喹诺酮类药物的是(　　)。

A. 培氟沙星　　B. 诺氟沙星

C. 环丙沙星　　D. 依诺沙星

E. 吡哌酸

2. 治疗流行性细菌性脑膜炎的最合适联合用药是(　　)。

A. 青霉素+链霉素　　B. 青霉素+磺胺嘧啶

C. 青霉素+诺氟沙星　　D. 青霉素+克林霉素

E. 青霉素+四环素

3. 喹诺酮类药物的抗菌机制是(　　)。

A. 抑制 DNA 聚合酶

B. 抑制肽酰基转移酶

C. 抑制拓扑异构酶

D. 抑制 DNA 依赖的 RNA 多聚酶

E. 抑制 DNA 回旋酶

4. 原形从肾脏排泄率最高的喹诺酮类药物是(　　)。

A. 诺氧沙星　　B. 环丙沙星

C. 氟罗沙星　　D. 氧氟沙星

E. 依诺沙星

5. 磺胺类药物的抗菌机制是(　　)。

A. 抑制二氢叶酸合成酶　　B. 抑制四氢叶酸还原酶

C. 改变细菌细胞膜通透性　　D. 抑制二氢叶酸还原酶

E. 改变细胞胞质膜通透性

6. 甲氧苄啶的抗菌机制是(　　)。

A. 破坏细菌细胞壁　　B. 抑制二氢叶酸合成酶

C. 抑制二氢叶酸还原酶　　D. 抑制 DNA 螺旋酶

E. 改变细菌细胞浆膜通透性

7. 甲氧苄啶与磺胺甲噁唑合用的原因是(　　)。

A. 促进分布　　B. 促进吸收

C. 双重阻断敏感菌的叶酸代谢　　D. 抗菌谱相似

E. 两药的药代动力学相似,发挥协同抗菌作用

8. 禁用于妊娠妇女和小儿的药物是(　　)。

A. 头孢菌素类　　B. 氟喹诺酮类

C. 大环内酯类　　D. 维生素类

E. 青霉素类

9. 血浆蛋白结合率较低,脑脊液中浓度较高的药物是(　　)。

A. 磺胺嘧啶　　B. 磺胺甲噁唑

C. 磺胺异噁唑　　D. 磺胺米隆

E. 甲氧苄啶

10. 服用磺胺类药物时,同服碳酸氢钠的目的是(　　)。

A. 增强磺胺类的作用

B. 促进磺胺类的吸收

C. 延缓磺胺类的肾排泄

D. 增加磺胺类在尿中的溶解度

E. 延缓磺胺类的吸收

11. 氟喹诺酮类药物不宜用于妊娠及哺乳期妇女的主要原因是(　　)。

A. 导致流产

B. 妨碍乳汁分泌

C. 影响生长激素分泌

D. 损害关节

E. 增加乳汁分泌

B 型题(配伍选择题)

[12～13]

A. 磺胺嘧啶

B. 磺胺甲噁唑

C. 磺胺多辛

D. 甲氧苄啶

E. 磺胺米隆

12. 有利于泌尿道感染治疗,不易形成结晶尿的药物是(　　)。

13. 血浆蛋白结合率低,易通过血脑屏障的药物是(　　)。

[14～17]

A. 甲氧苄啶

B. 氧氟沙星

C. 磺胺嘧啶

D. 呋喃唑酮

E. 萘啶酸

14. 抗菌增效剂药物是(　　)。

15. 口服吸收少,用于肠道感染的药物是(　　)。

16. 对绿脓杆菌无效的喹诺酮类药物是(　　)。

17. 对绿脓杆菌活性良好的药物是(　　)。

X 型题(多项选择题)

18. 氟喹诺酮类药物的特点包括(　　)。

A. 口服受多价金属离子影响

B. 与其他类抗菌药无交叉耐药性

C. 抗菌谱广

D. 可能损害软骨组织

E. 抑制DNA回旋酶

19. 细菌对磺胺类产生耐药性的机制是(　　)。

A. 改变二氢蝶酸合成酶结构　B. 产生水解酶

C. 产生氧化酶　D. 增加PABA的产生和利用

E. 改变代谢途径

20. 甲氧苄啶与磺胺甲噁唑合用的结果是(　　)。

A. 作用时间延长　B. 用药次数减少

C. 抗菌谱扩大　D. 抗菌活性增强

E. 耐药菌株减少

21. 磺胺类药物的抗菌谱包括(　　)。

A. 肺炎链球菌　B. 流感嗜血杆菌

C. 诺卡菌　D. 放线菌

E. 立克次体

22. 环丙沙星的抗菌谱包括(　　)。

A. 大肠埃希菌　B. 耐甲氧西林金黄色葡萄球菌

C. 结核杆菌　D. 弯曲杆菌

E. 流感嗜血杆菌

23. 第三代喹诺酮类药物的特点是(　　)。

A. 多数口服吸收较好,血药浓度高　B. 血浆蛋白结合率高

C. 半衰期相对较长　D. 抗菌谱广

E. 适用于敏感菌所致呼吸道感染、泌尿生殖系统感染、前列腺炎、淋球菌性尿道炎等

24. 关于磺胺类药物的叙述,正确的是(　　)。

A. 葡萄糖6-磷酸脱氢酶缺乏者用磺胺类药物可治溶血性贫血

B. 磺胺类药与TMP合用可延缓耐药性的产生

C. 细菌对磺胺类药有交叉耐药性

D. 磺胺类药物对人体细胞叶酸代谢无影响

E. 中效磺胺易致泌尿系统损害

【参考答案】

选择题

A 型题(最佳选择题)

1. E　2. B　3. E　4. D　5. A　6. C　7. E

8. B　9. A　10. D　11. D

B 型题(配伍选择题)

12. B　13. A　14. A　15. D　16. E　17. B

X 型题(多项选择题)

18. ABCDE　19. ADE　20. DE　21. ABCD　22. ABCDE

23. ACDE　24. ABCDE

第35章 CHAPTER 35

抗真菌药和抗病毒药

【学习要求】

1. 熟悉乙胺丁醇、对氨水杨酸和链霉素、常用抗真菌药、常用抗病毒药的作用特点、应用和不良反应。

2. 了解常用抗病毒药的作用特点、应用和不良反应。

【自测习题】

选择题

A 型题(最佳选择题)

1. 用于抗艾滋病病毒的药物是(　　)。

A. 利巴韦林　　B. 扎那米韦

C. 齐多夫定　　D. 阿昔洛韦

E. 碘苷

2. 对阿昔洛韦不敏感的病毒是(　　)。

A. 单纯疱疹病毒　　B. 带状疱疹病毒

C. 乙型肝炎病毒　　D. 牛痘病毒

E. 生殖器疱疹病毒

3. 能抑制病毒 DNA 多聚酶的抗病毒药是(　　)。

A. 碘苷　　B. 金刚烷胺

C. 阿昔洛韦　　D. 利巴韦林

E. 阿糖腺苷

4. 可局部用于治疗皮肤、口腔及阴道念珠菌感染的药物是(　　)。

A. 两性霉素 B
B. 多黏菌素 B
C. 四环素
D. 灰黄霉素
E. 制霉菌素

5. 仅对浅表真菌感染有效的药物是(　　)。

A. 灰黄霉素
B. 制霉菌素
C. 克霉唑
D. 伊曲康唑
E. 酮康唑

6. 毒性大,仅局部应用的抗病毒药是(　　)。

A. 阿昔洛韦
B. 利巴韦林
C. 阿糖腺苷
D. 碘苷
E. 金刚烷胺

7. 可抑制人免疫缺陷病毒(HIV)逆转录和复制过程的药物为(　　)。

A. 金刚烷胺
B. 利巴韦林
C. 齐多夫定
D. 碘苷
E. 阿糖腺苷

8. 下列药物中,抗深部真菌的首选药是(　　)。

A. 灰黄霉素
B. 两性霉素 B
C. 制霉菌素
D. 克霉唑
E. 金刚烷胺

9. 真菌性脑膜炎宜选用(　　)。

A. 灰黄霉素
B. 氟康唑
C. 酮康唑
D. 克霉唑
E. 金刚烷胺

10. 下列关于抗真菌药的叙述,错误的是(　　)。

A. 酮康唑为广谱抗真菌药
B. 克霉唑多局部用药
C. 氟康唑对浅部真菌和深部真菌均有效
D. 两性霉素 B 的不良反应少见
E. 两性霉素 B 为抗深部真菌抗生素

11. 下列关于两性霉素B的叙述,错误的是(　　)。

A. 因口服和肌注吸收差,多静滴给药

B. 主要用于深部真菌感染

C. 脑膜炎时需鞘内注射

D. 无肾毒性和耳毒性

E. 两性霉素B为抗深部真菌抗生素

12. 李某,男,30岁,双脚趾间瘙痒,经常起水泡、脱皮多年,细菌学检查有癣菌,该患者不宜用(　　)。

A. 酮康唑　　B. 咪康唑

C. 两性霉素B　　D. 氟康唑

E. 伊曲康唑

13. 两性霉素B抗真菌的作用机制是(　　)。

A. 抑制细菌细胞壁的合成

B. 与胞浆膜的麦角固醇相结合影响通透性

C. 抑制菌体蛋白的合成

D. 抑制菌体DNA的合成

E. 抑制菌体RNA的合成

B型题(配伍选择题)

[14～18]

A. 氟胞嘧啶　　B. 阿糖腺苷

C. 两者均是　　D. 两者均否

14. 对病毒感染有效的药物是(　　)。

15. 对真菌感染有效的药物是(　　)。

16. 常见不良反应为胃肠道反应的药物是(　　)。

17. 可用于治疗皮肤癣菌的药物是(　　)。

18. 对RNA病毒无效的药物是(　　)。

X型题(多项选择题)

19. 两性霉素B的特点有(　　)。

A. 口服易吸收

B. 易通过血-脑脊液屏障,可治疗真菌性脑膜炎

C. 首选治疗深部真菌感染

D. 对细菌无效

E. 毒性较大

20. 易通过血脑脊液屏障进入脑脊液的抗真菌药是(　　)。

A. 氟胞嘧啶　　B. 酮康唑

C. 克霉唑　　D. 两性霉素 B

E. 氟康唑

21. 对浅表和深部真菌都有较好疗效的药物是(　　)。

A. 酮康唑　　B. 灰黄霉素

C. 两性霉素 B　　D. 制霉菌素

E. 伊曲康唑

22. 毒性较大,不作注射应用的药物是(　　)。

A. 灰黄霉素　　B. 两性霉素 B

C. 制霉菌素　　D. 克霉唑

E. 碘苷

23. 对浅表真菌感染有效的抗真菌药物是(　　)。

A. 制霉菌素　　B. 灰黄霉素

C. 两性霉素 B　　D. 伊曲康唑

E. 酮康唑

24. 对流行性感冒病毒感染的治疗可选用(　　)。

A. 利巴韦林　　B. 金刚烷胺

C. α-干扰素　　D. 齐多夫定

E. 碘苷

25. 下列属于抗病毒药的是(　　)。

A. 利巴韦林　　B. 金刚烷胺

C. 更昔洛韦　　D. 干扰素

E. 齐多夫定

26. 可用于抗人类免疫缺陷病毒的药物是(　　)。

A. 拉米夫定　　B. 奈韦拉平

C. 金刚烷胺　　D. 地拉韦定

E. 齐多夫定

27. 常用于抗慢性肝炎病毒的药物有(　　)。

A. 拉米夫定　　B. 金刚烷胺

C. α-干扰素　　D. 阿昔洛韦

E. 阿德福韦酯

【参考答案】

选择题

A 型题(最佳选择题)

1. C　2. D　3. C　4. E　5. A　6. D　7. C

8. B　9. B　10. D　11. D　12. C　13. B

B 型题(配伍选择题)

14. B　15. A　16. C　17. D　18. C

X 型题(多项选择题)

19. CDE　20. AE　21. AE　22. CDE　23. ACDE

24. ABC　25. ABCDE　26. ABDE　27. ACDE

第36章 CHAPTER 36

抗恶性肿瘤药

【学习要求】

1. 掌握抗恶性肿瘤药主要不良反应和用药注意事项。

2. 熟悉抗恶性肿瘤药的分类、环磷酰胺、甲氨蝶呤、5-氟尿嘧啶、阿糖胞苷等药的临床应用。

【自测习题】

选择题

A 型题(最佳选择题)

1. 主要作用于M期,抑制细胞有丝分裂的药物是(　　)。

A. 放线菌素D　　B. 阿霉素

C. 拓扑特肯　　D. 依托泊苷

E. 长春碱

2. 主要作用于S期的抗肿瘤药物是(　　)。

A. 抗癌抗生素　　B. 烷化剂

C. 抗代谢药　　D. 长春碱类

E. 激素类

3. 用环磷酰胺治疗(　　)疗效显著。

A. 肺癌　　B. 恶性淋巴瘤

C. 多发性骨髓瘤　　D. 乳腺癌

E. 神经母细胞瘤

4. (　　)可抑制蛋白质合成的起始阶段，使核蛋白体分解，抑制有丝分裂。

A. 长春碱　　B. 顺铂
C. 紫杉醇　　D. 氟美松
E. 三尖杉酯碱

5. 对骨髓无明显抑制的药物是(　　)。

A. 5-氟尿嘧啶　　B. 甲氨蝶呤
C. 喜树碱　　D. 巯嘌呤
E. 长春新碱

6. 能干扰 DNA 拓扑异构酶Ⅰ的活性，从而抑制 DNA 合成的药物是(　　)。

A. 长春碱　　B. 喜树碱
C. 丝裂霉素　　D. 羟基脲
E. 阿糖胞苷

7. 甲氨蝶呤主要用于(　　)。

A. 消化道肿瘤　　B. 儿童急性白血病
C. 慢性粒细胞性白血病　　D. 恶性淋巴瘤
E. 肺癌

8. 下列属于周期非特异性的抗恶性肿瘤药是(　　)。

A. 氟尿嘧啶　　B. 甲氨蝶呤
C. 巯嘌呤　　D. 塞替派
E. 阿糖胞苷

9. 甲氨蝶呤的作用机制是(　　)。

A. 直接阻止 DNA 复制　　B. 竞争二氢叶酸合成酶
C. 抑制二氢叶酸还原酶　　D. 抑制核苷酸还原酶
E. 影响 DNA 结构

10. 抗恶性肿瘤药物最严重的不良反应是(　　)。

A. 过敏反应　　B. 消化道反应
C. 骨髓抑制　　D. 听力减退
E. 皮肤损害

11. 通过抑制 DNA 多聚酶而产生抗癌作用的药物是(　　)。

A. 环磷酰胺　　B. 氟尿嘧啶

C. 阿糖胞苷　　D. 甲氨蝶呤

E. 长春碱

12. 体外无药理活性,需通过肝脏转化后才有活性的烷化剂是(　　)。

A. 环磷酰胺　　B. 白消安

C. 塞替派　　D. 洛莫司汀

E. 甲氨蝶呤

B 型题(配伍选择题)

[13～16]

A. 紫杉醇　　B. 顺铂

C. 氟尿嘧啶　　D. 三尖杉酯碱

E. 放线菌素 D

13. 阻碍 DNA 合成的药物是(　　)。

14. 与 DNA 结合,进而抑制 DNA 和 RNA 合成的药物是(　　)。

15. 主要作用于聚合态的微管,抑制微管解聚的药物是(　　)。

16. 抑制蛋白质合成的起始阶段,使核蛋白体分解的药物是(　　)。

X 型题(多项选择题)

17. 抗恶性肿瘤药物按其作用机制可分为(　　)。

A. 干扰核酸生物合成的药物

B. 破坏脱氧核糖核酸结构和功能从而阻止其复制的药物

C. 嵌入脱氧核糖核酸中干扰转录过程阻止 RNA 合成的药物

D. 影响蛋白质合成的药物

E. 影响体内激素水平而发挥抗癌作用的药物

18. 肿瘤细胞增殖周期可分为(　　)。

A. 静止期(G_0 期)

B. 脱氧核糖核酸合成期(S 期)

C. 合成前期(G_1 期)

D. 有丝分裂前期(G_2 期)

E. 分裂期(M 期)

19. 以下药物中，属于周期特异性抗恶性肿瘤药物的是（　　）。

A. 甲氨蝶呤　　B. 5-氟尿嘧啶

C. 长春新碱　　D. 秋水仙碱

E. 鬼臼毒素

20. 抗恶性肿瘤药物共有的毒性反应包括（　　）。

A. 消化道黏膜损害　　B. 骨髓抑制

C. 抑制免疫功能　　D. 脱发

E. 肝、肾功能损害

【参考答案】

选择题

A型题（最佳选择题）

1. E　2. C　3. B　4. E　5. E　6. B　7. B

8. D　9. C　10. C　11. C　12. A

B型题（配伍选择题）

13. C　14. B　15. A　16. D

X型题（多项选择题）

17. ABCDE　18. BCDE　19. ABCDE　20. ABCDE